高等医学院校药学专业实验教材

生药学实验
Pharmacognosy Experiments

主　　编　李耀利　蔡少青

副 主 编　徐　风　尚明英

编　　委　（按姓名汉语拼音排序）

　　　　　蔡少青　李耀利　刘广学

　　　　　乔　雪　尚明英　徐　风

作者单位　北京大学药学院

北京大学医学出版社

SHENGYAOXUE SHIYAN

图书在版编目（CIP）数据

生药学实验 / 李耀利，蔡少青主编. -- 北京 ： 北京大学医学出版社，2024. 11（2025. 7重印）. -- ISBN 978-7-5659-3270-0

Ⅰ. R93-33

中国国家版本馆 CIP 数据核字第 2024504R08 号

生药学实验

主　　编：李耀利　蔡少青
出版发行：北京大学医学出版社
地　　址：（100191）北京市海淀区学院路 38 号　北京大学医学部院内
电　　话：发行部 010-82802230；图书邮购 010-82802495
网　　址：http://www.pumpress.com.cn
E-mail：booksale@bjmu.edu.cn
印　　刷：北京信彩瑞禾印刷厂
经　　销：新华书店
责任编辑：赵　欣　　责任校对：靳新强　　责任印制：李　啸
开　　本：787 mm×1092 mm　1/16　印张：7.5　字数：185 千字
版　　次：2024 年 11 月第 1 版　2025 年 7 月第 2 次印刷
书　　号：ISBN 978-7-5659-3270-0
定　　价：50.00 元
版权所有，违者必究
（凡属质量问题请与本社发行部联系退换）

本书由
　　北京大学医学出版基金资助出版

前言

生药学实验课是生药学课程的重要组成部分，能促进学生理论联系实际，切实掌握生药学基本概念、基本理论知识和实验基本技能，也是提高学生分析和解决问题的能力、培养学生严谨的科学态度和良好的科研作风所必不可少的教学环节。近年来，显微数码成像技术在生药学实验课堂中的应用越来越广泛，但少有包括药材彩色显微特征照片的实验教材出版。我们根据北京大学药学院生药学实验课程的内容，结合多年教学实践经验编写了这本图文并茂的《生药学实验》教材。

本教材分为实验内容和附录两个部分。实验内容部分包括 20 个实验，前半部分按来源及入药部位收载了 14 个基础实验，分别为孢粉类、菌类、叶类、根类、根茎类、皮类、木类、茎类、花类、种子类、果实类、全草类、动物类和矿物类生药（多为 2~3 种代表性生药）及其易混淆品等的鉴定实验；后半部分为中成药的显微鉴定、生药的薄层色谱鉴别、含量测定和分子鉴定实验以及生药饮片鉴别和生药混合粉末鉴别两个综合设计性实验。附录包括数字网络显微互动教学系统和数码切片等的介绍和使用说明、显微标本片制作、显微化学反应和生药彩色照片等内容。

本教材包括主编原创的彩色照片约 100 幅，主要包括生药横切面组织构造特征图和粉末显微特征图。粉末显微特征图均由多张原图组合而成，如金银花粉末显微特征图由 20 幅原图编辑组合而成；另外，部分生药粉末显微特征图中增加了偏光镜下的照片。这些特征图真实地反映了各种生药的组织构造和粉末显微特征，方便学生在实验课上对照寻找、观察和学习，以提高学生对生药的鉴定能力。

本教材的编写得到了北京大学药学院叶敏教授和屠鹏飞教授、香港浸会大学陈虎彪教授的指导和大力支持，张英涛副教授在实验室建设方面做了大量工作，杨雁芳、陆艳和王煦老师帮助准备实验材料、试剂和维护实验室设备，多位研究生助教参与了预实验工作，在此一并表示感谢！最后，特别感谢本教材所参考和引用文献的作者们！

本教材可作为全国高等医药院校生药学、中药鉴定学、中药学和药学专业本、专科生的实验教材，也可供从事检验、鉴定和质量控制的技术人员参考。

由于时间和编写水平所限，书中缺点和错误在所难免，恳请同行专家和同学们多提宝贵意见。

主编
2024 年 9 月

目录

实验一　孢粉类生药 ……………………………………………………………… 1

实验二　菌类生药 ………………………………………………………………… 5

实验三　叶类生药 ………………………………………………………………… 8

实验四　根类生药 ………………………………………………………………… 14

实验五　根茎类生药 ……………………………………………………………… 21

实验六　皮类生药 ………………………………………………………………… 29

实验七　木类生药 ………………………………………………………………… 35

实验八　茎类生药 ………………………………………………………………… 42

实验九　花类生药 ………………………………………………………………… 47

实验十　种子类生药 ……………………………………………………………… 53

实验十一　果实类生药 …………………………………………………………… 57

实验十二　全草类生药 …………………………………………………………… 61

实验十三　动物类生药 …………………………………………………………… 66

实验十四　矿物类生药 …………………………………………………………… 69

实验十五　中成药显微鉴定 ……………………………………………………… 72

实验十六　生药的薄层色谱鉴别 ………………………………………………… 76

实验十七　高效液相色谱法测定黄芩中黄芩苷的含量 ………………………… 79

实验十八　生药的分子鉴定 ……………………………………………………… 82

实验十九　生药饮片鉴别（设计性实验）……………………………………………… 86

实验二十　生药混合粉末鉴别（设计性实验）…………………………………………… 90

附录……………………………………………………………………………………………… 91

　　第一节　数字网络显微互动教学系统…………………………………………………… 91

　　第二节　常用仪器、工具及试剂………………………………………………………… 93

　　第三节　显微标本片的制法……………………………………………………………… 95

　　第四节　微量升华法……………………………………………………………………… 98

　　第五节　组织透化剂及其应用…………………………………………………………… 99

　　第六节　常用的显微化学反应…………………………………………………………… 100

　　第七节　常见生药彩色照片……………………………………………………………… 103

主要参考文献…………………………………………………………………………………… 110

实验一　孢粉类生药

一、概述

孢粉类生药包括孢子和花粉。从广义讲，孢子是由一个孢子母细胞经减数分裂所产生的单细胞配子体。在生药学中，孢子通常是指蕨类植物和菌类的孢子，如海金沙、石松子和灵芝孢子粉等。蕨类植物的孢子在形态上可分为两类：一类是肾形、单裂缝、两侧对称的两面型孢子；另一类是圆形或钝三角形、三裂缝、辐射对称的四面型孢子。孢子具有较厚的外壁和较薄的内壁，外壁平滑或具颗粒状、疣状、刺状、网状和皱波状雕纹。

花粉是指由裸子植物的小孢子囊或被子植物的花药产生的成熟小孢子或正在发育的雄配子体，如松花粉、蒲黄等。花粉粒通常为类球形、椭圆形或长球形，也具有较厚的外壁和较薄的内壁。外壁除有不同的雕纹外，还具有萌发孔。萌发孔形状窄长（长宽比超过2∶1）的结构称为萌发沟，与赤道轴直交。若沟里有孔，则称为孔沟花粉。双子叶植物的花粉多具萌发沟，以三沟花粉和三孔沟花粉最为多见。观察时应注意花粉粒的形状、大小、表面纹饰、萌发孔数目及结构等。

孢粉类生药呈粉末状，性状观察注意颜色、质地、气和味等，必要时在解剖镜下观察或配合水试、火试等经验鉴别方法进行鉴定；显微鉴定将药材粉末直接装片制成粉末片观察即可。孢粉类生药属于花类生药，孢子和花粉粒为花类生药的重要特征。本教材将此部分单列于第一次实验课，以便学生尽快熟悉实验课程的要求和常规操作等。

（一）海金沙 Lygodii Spora

1. 来源：本品为海金沙科植物海金沙 Lygodium japonicum（Thunb.）Sw. 的干燥成熟孢子。

2. 性状：本品呈粉末状，棕黄色或浅棕黄色。体轻，手捻有光滑感，置手中易由指缝滑落。气微，味淡。将本品少量撒于火上，即发出轻微爆鸣声及明亮的火焰。

3. 显微特征

粉末：棕黄色或浅棕黄色。孢子为四面体、三角状圆锥形；顶面观三面锥形，可见三叉状棱线或裂隙；侧面观类三角形；底面观类圆形（图1-1）。直径60～85 μm，外壁有颗粒状雕纹。

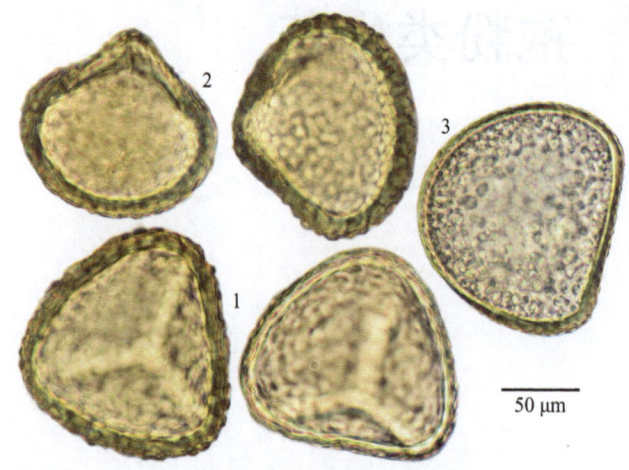

图 1-1　海金沙孢子图
1. 顶面观　2. 侧面观　3. 底面观

（二）灵芝孢子粉 Ganodermae Spora

1. 来源：本品为多孔菌科真菌赤芝 *Ganoderma lucidum*（Leyss. ex Fr.）Karst. 或紫芝 *Ganoderma sinense* Zhao，Xu et Zhang 的干燥成熟孢子，分灵芝孢子粉与破壁灵芝孢子粉两种。

2. 性状：本品为浅棕色、棕褐色至紫褐色粉末。气微，味淡或微苦。

3. 显微特征

灵芝孢子粉：孢子呈卵形，长 8~12 μm，宽 5~8 μm，顶端平截或钝圆形；孢子壁两层，外壁无色、平滑，内壁有疣状突起，褐色（图 1-2 左）。

破壁灵芝孢子粉：不规则褐色碎片，大小不一，偶见完整孢子（图 1-2 右）。

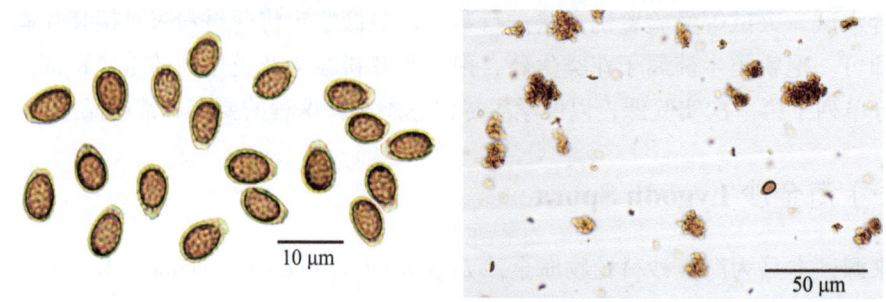

图 1-2　灵芝孢子粉和破壁灵芝孢子粉图

（三）松花粉 Pini Pollen

1. 来源：本品为松科植物马尾松 *Pinus massoniana* Lamb.、油松 *Pinus tabuliformis* Carr. 或同属数种植物的干燥花粉。

2. 性状：本品为淡黄色细粉。体轻，易飞扬，手捻有滑润感。气微，味淡。

3. 显微特征：粉末淡黄色。花粉粒椭圆形，长 45～55 μm，直径 29～40 μm，表面光滑，两侧各有一个膨大的气囊，气囊壁有明显的网状纹理，网眼多角形（图 1-3）。

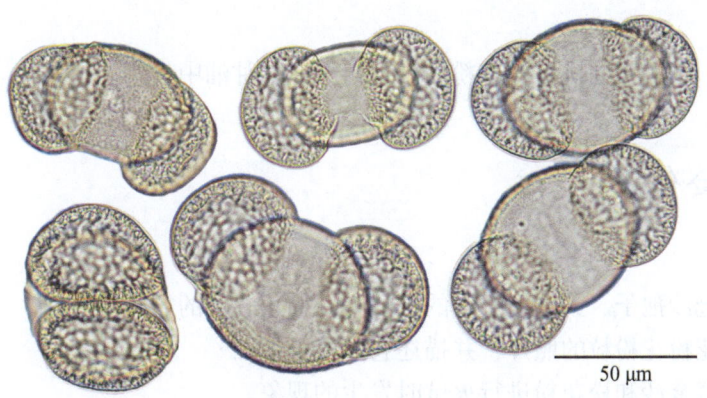

图 1-3　松花粉花粉粒图

二、实验目的

1. 掌握孢子和花粉粒类生药的显微鉴定注意点。
2. 了解传统经验鉴别中的火试法。

三、实验仪器、试剂和材料

显微成像系统（OLYMPUS CX21 型显微镜、明美 MS60 相机、Dell 计算机及相关软件）、酒精灯、解剖针、镊子、载玻片、盖玻片、吸水纸等。

稀甘油、水合氯醛试液、纯净水。

海金沙、松花粉、灵芝孢子粉和破壁灵芝孢子粉。

四、实验内容

（一）性状鉴定

取海金沙和松花粉，观察性状特征。

火试法：用解剖针挑取少许海金沙，置于酒精灯火焰上方，观察发生的现象。同法挑取松花粉，对比观察发生的现象（注意安全）。

（二）显微鉴定

1. 海金沙：用解剖针挑取海金沙少许，置于载玻片上，用稀甘油装片观察。

2. 灵芝孢子粉：用解剖针挑取灵芝孢子粉和破壁灵芝孢子粉少许，分别用稀甘油装片观察。

3. 松花粉：用解剖针挑取松花粉少许，封藏在稀甘油中观察。

五、实验作业

1. 拍摄海金沙孢子、灵芝孢子粉的照片，并描述它们的显微特征。
2. 拍摄松花粉花粉粒的照片，并描述它的显微特征。
3. 描述对海金沙和松花粉进行火试时发生的现象。

六、思考题

1. 孢子有哪些显微特征？花粉粒有哪些显微特征？
2. 显微鉴定有哪些优势？使用显微镜可否看出海金沙和灵芝孢子粉掺假？

实验二 菌类生药

一、概述

菌类生药一般属于真菌。真菌的细胞不含叶绿素和质体，是典型的寄生或腐生异养生物。绝大多数真菌的营养体由菌丝组成。菌丝是纤细的管状体，分为无隔菌丝和有隔菌丝两种。真菌营养体的结构一般是很疏松的，但在不良环境下或繁殖期时，菌丝相互紧密地缠结在一起，变态成菌丝组织体。常见的菌丝组织体有菌核、子座和根状菌索。菌核为颜色深、质地坚硬的核状体；根状菌索呈绳索状，外形似根；真菌繁殖时期形成的产生孢子的结构为子实体，容纳子实体的褥座即为子座。

菌类生药大多以子实体或菌核入药。常见的菌类生药有冬虫夏草、麦角、茯苓、猪苓、灵芝、雷丸、马勃、云芝、银耳等。在性状鉴定时，要先确定其药用部分，然后注意观察菌核或子实体的形状、大小、色泽、表面特征、质地、气和味等。在显微鉴定时，应注意观察菌丝的形状、有无分枝、颜色、直径；团块、孢子的形态；结晶的有无及形态、大小与类型；应无淀粉粒和高等植物的显微特征出现。

（一）茯苓 Poria

1. 来源：本品为多孔菌科真菌茯苓 *Poria cocos*（Schw.）Wolf 的干燥菌核。

2. 性状

茯苓个：呈类球形、椭圆形、扁球形或不规则团块，大小不一。外皮薄而粗糙，棕褐色至黑褐色，有明显的皱缩纹理。体重，质坚实，断面颗粒性，有的具裂隙，外层淡棕色，内部白色，少数淡红色，有的中间抱有松根（称为"茯神"）。气微，味淡，嚼之粘牙。

茯苓块：为去皮后切制的茯苓，呈立方块状或方块状厚片，大小不一。白色、淡红色或淡棕色。

茯苓片：为去皮后切制的茯苓，呈不规则厚片，厚薄不一。白色、淡红色或淡棕色。

3. 显微特征

粉末：灰白色。不规则颗粒状团块及末端钝圆的分枝状团块无色。菌丝无色或淡棕色（外层菌丝），细长，稍弯曲，有分枝，直径 3～8 μm，横隔偶见。

粉末遇水合氯醛试液黏化成胶冻状，加热团块渐渐溶化，露出部分菌丝。

粉末用5%氢氧化钾溶液制片，团块溶化，颜色变浅，露出菌丝（图2-1）。

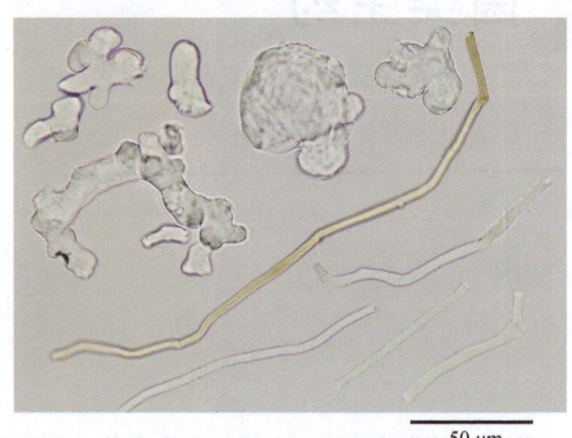

图 2-1　茯苓团块及菌丝图

（二）猪苓 Polyporus

1. 来源：本品为多孔菌科真菌猪苓 *Polyporus umbellatus*（Pers.）Fries 的干燥菌核。

2. 性状：本品呈条形、类圆形或扁块状，有的有分枝，长 5～25 cm，直径 2～6 cm。表面黑色、灰黑色或棕黑色，皱缩或有瘤状突起。体轻，质硬，断面类白色或黄白色，略呈颗粒状。气微，味淡。

3. 显微特征：粉末灰棕色。菌丝多无色，弯曲，直径 2～10 μm，有的可见横隔，有分枝或呈结节状膨大；偶见棕色的外部菌丝。草酸钙方晶大多呈正八面体形、规则的双锥八面体形或不规则多面体，直径 3～60 μm，长至 68 μm（图2-2）。

粉末遇水合氯醛试液黏化成胶冻状，可见菌丝，加热后菌丝团块溶化，菌丝更为明显。

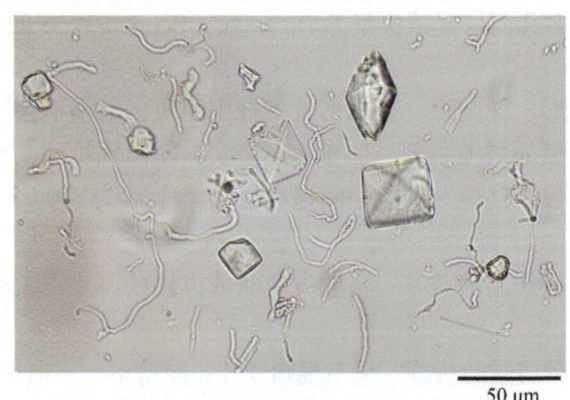

图 2-2　猪苓菌丝及草酸钙方晶图

二、实验目的

1. 掌握茯苓和猪苓的性状和显微鉴定特征。
2. 熟悉菌类生药的鉴定方法。

三、实验仪器、试剂和材料

显微成像系统（OLYMPUS CX21 型显微镜、明美 MS60 相机、Dell 计算机及相关软件）、酒精灯、解剖针、镊子、载玻片、盖玻片、吸水纸等。

水合氯醛试液、纯净水、稀甘油、5%氢氧化钾溶液。

茯苓药材和粉末、猪苓药材和粉末。

四、实验内容

（一）性状鉴定

取茯苓和猪苓药材，进行性状观察。

（二）显微鉴定

1. 茯苓粉末： 用解剖针挑取茯苓粉末少许，放在载玻片上，滴加稀甘油 1~2 滴后封片；另取一份粉末，加水合氯醛试液 1~2 滴，在酒精灯火焰上加热透化，放冷后补加 1 滴稀甘油，盖上盖玻片。同法，另取一份粉末，改用 5% 氢氧化钾溶液加热透化后，封片。观察茯苓团块、菌丝的显微特征。

2. 猪苓粉末： 取少许猪苓粉末，制备稀甘油片和水合氯醛透化片，观察猪苓菌丝和草酸钙方晶。

五、实验作业

拍摄茯苓和猪苓菌丝、茯苓团块、猪苓草酸钙方晶的显微照片并进行描述。

六、思考题

1. 对菌类生药进行显微鉴定时，主要观察哪些结构特征？
2. 茯苓与猪苓在性状和显微特征上的主要区别有哪些？

实验三 叶类生药

一、概述

凡是以植物完整的叶、叶的一部分、复叶的小叶或带嫩枝的叶等作为入药部位的生药称为叶类生药。

性状鉴定

完全叶一般包括叶片、叶柄和托叶三部分，叶片是主要部分。如叶片是皱缩的，应当湿润后展平再进行观察。观察时注意是单叶还是复叶、叶片大小（长度、宽度）、颜色、形状、叶缘、叶基、叶端、叶脉、质地等，同时观察叶柄、托叶和叶鞘的有无、形状和长短等。表面特征是鉴定叶类生药的重要依据之一，注意观察上、下表面的色泽、光滑或粗糙、有无毛茸、腺点或其他色点等。

显微鉴定

叶类生药的显微鉴定主要观察叶片的表皮、叶肉和中脉的特征。一般制作叶片表面片、叶片横切片（通常在叶片中部附近，通过中脉制作横切片）和粉末片观察。必要时可以制作叶柄横切片观察。

组织构造 ①表面制片：主要观察表皮细胞、气孔及各种毛茸的全形。注意上、下表皮细胞的形状、垂周壁弯曲程度及角质层纹理。双子叶植物气孔类型有：无规则式（不定式）、直轴式、不等式、平轴式和环式；禾本科植物气孔保卫细胞表面观呈两端宽、中间窄的扁哑铃形，副卫细胞呈三角形、长方形等，是叶类生药鉴定的重要特征。毛茸也是叶类生药的重要鉴别特征，注意观察非腺毛的形状、长短、细胞壁的厚度及其表面特征以及组成细胞数和列数；腺毛则注意头部的形状、细胞数、大小和分泌物颜色，柄部的长短、细胞数和列数等。另外，利用叶的表面制片还可测定栅表比、气孔数、气孔指数及脉岛数，对亲缘相近的生药鉴别有一定参考价值。②叶片横切片：观察表皮、叶肉及叶中脉的组织构造。要注意上、下表皮细胞的形状、大小、内含物及角质层厚度，特别是气孔和毛茸的有无、分布差异、类型等。叶肉部分注意栅栏细胞的列数、长短和分布等，尤其注意是等面叶还是异面叶，是否有结晶和油细胞等。中脉部位应注意上、下表面的凹凸程度，维管束类型、多少及排列方式，有无中柱鞘厚壁组织，中脉处上、下表皮内侧有无厚角组织，栅栏组织是否通过中脉等。

粉末显微特征 与叶的表面特征基本一致，但毛茸多碎断，粉末中还可见到叶片的横断面及细胞内含物等。

（一）番泻叶 Sennae Folium

1. 来源：本品为豆科植物狭叶番泻 Cassia angustifolia Vahl 或尖叶番泻 Cassia acutifolia Delile 的干燥小叶。

2. 性状：

狭叶番泻叶：呈长卵形或卵状披针形，长 1.5～5.0 cm，宽 0.4～2.0 cm，全缘，叶端急尖，叶基部稍不对称。上表面黄绿色，下表面浅绿色，有细短毛茸，叶脉稍隆起。叶革质。气微弱而特异，味微苦，稍有黏性。

3. 显微特征

叶片横切片：①表皮细胞 1 列，外被角质层，上、下表皮均有气孔及单细胞非腺毛；有的表皮细胞含黏液质，积聚于内壁。②上、下表皮细胞内侧均有栅栏组织，均为 1 列细胞，上面的栅栏细胞较长，下面的较短；海绵组织 2～3 列，细胞类圆形，有的含草酸钙簇晶。③主脉上方有栅栏组织通过；维管束外韧型，其上、下均有微木化的纤维束，并为晶纤维（图 3-1）。

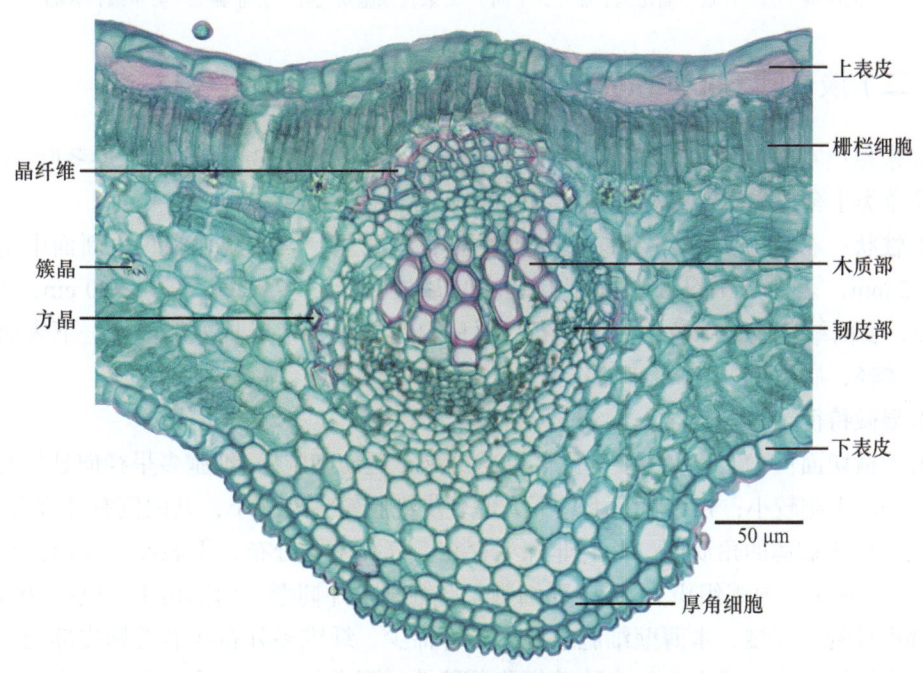

图 3-1 番泻叶叶片横切面组织构造特征图

粉末：淡绿色或黄绿色。①晶纤维多，草酸钙方晶直径 12～15 μm。②非腺毛单细胞，长 56～350 μm，直径 9～20 μm，壁厚，具疣状突起，基部稍弯曲。③上、下表皮细胞表面观呈多角形，垂周壁平直；上、下表皮均有气孔，主要为平轴式，副卫细胞大多为 2～3 个。④草酸钙簇晶存在于叶肉薄壁细胞中，直径 9～20 μm（图 3-2）。

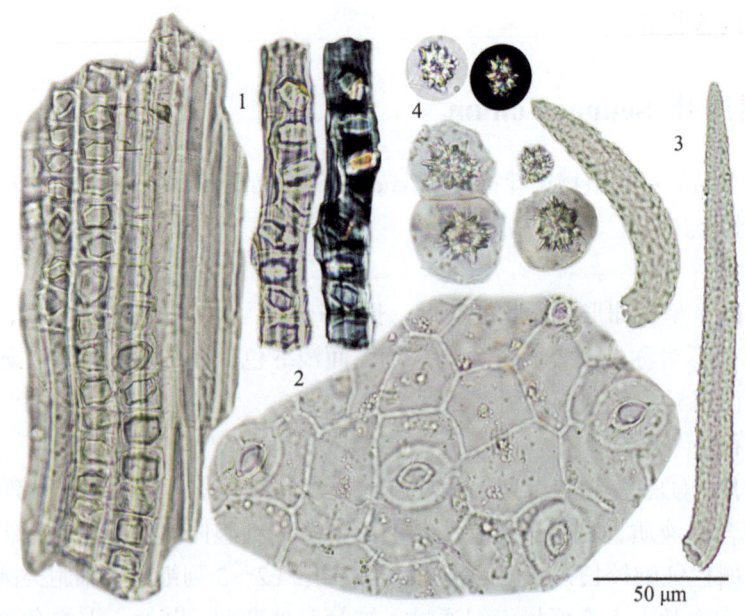

图 3-2 番泻叶粉末显微特征图
1. 晶纤维（黑色背景为偏光镜下照片，下同） 2. 表皮细胞及气孔 3. 非腺毛 4. 草酸钙簇晶

（二）淡竹叶 Lophatheri Herba

1. 来源：本品为禾本科植物淡竹叶 *Lophatherum gracile* Brongn. 的干燥茎叶。（淡竹叶为全草类生药，本次实验材料主要为叶片。）

2. 性状：本品长 25～75 cm。茎呈圆柱形，节明显，表面淡黄绿色，断面中空，直径 1～2 mm，表面有细纵纹。叶鞘开裂。叶片披针形，多皱缩，长 5～20 cm，宽 1～3.5 cm，表面绿色或黄绿色，叶脉平行，脉间具小横脉，形成长方形网格，下表面尤为明显。体轻，质柔韧。气微，味淡。

3. 显微特征

叶片横切面：①上表皮主要为大的泡状细胞（运动细胞），细胞多呈径向延长的长方形，下表皮细胞较小；在维管束上、下方的表皮细胞较它处为小，其内侧有纤维束。上、下表皮外侧均被薄的角质层，并有非腺毛存在。气孔主要分布在下表面。②栅栏组织为1 列短柱状细胞；海绵组织为 2～4 列细胞。③维管束外韧型，周围由 1～2 层纤维包围；木质部由导管、纤维、木薄壁细胞组成；导管稀少，纤维多分布在靠近韧皮部处，导管壁和纤维壁均微木化或木化，木薄壁细胞薄壁性，不木化。在维管束上、下方的表皮内侧有纤维束存在（图 3-3）。

叶片表面观：①上表皮细胞长方形或类方形，垂周壁波状弯曲（图 3-4）；下表皮细胞窄长方形，垂周壁深波状弯曲；叶脉上方的表皮细胞小。②气孔的保卫细胞呈哑铃状，副卫细胞 2 个，类三角形。上表皮气孔少，下表皮气孔多，多分布在叶脉处表皮细胞的两侧（图 3-5）。③非腺毛有三种形式：第一种为大毛，包括单细胞枕状毛及单细胞锥状毛。枕状毛多存在于上表皮，长 500～700 μm，壁稍增厚，毛基部的表皮细胞排列成堆状，突起在表皮上；锥状毛较短，长 30～70 μm，宽 20～40 μm（图 3-4）。第二种为单细胞刺毛，长 15～100 μm，宽 25～70 μm，基部甚宽，分布于叶缘（图 3-6）。第三种为 2 个细胞组成的微毛，长约 60 μm，宽约 10 μm，顶端细胞易脱落（图 3-5）。

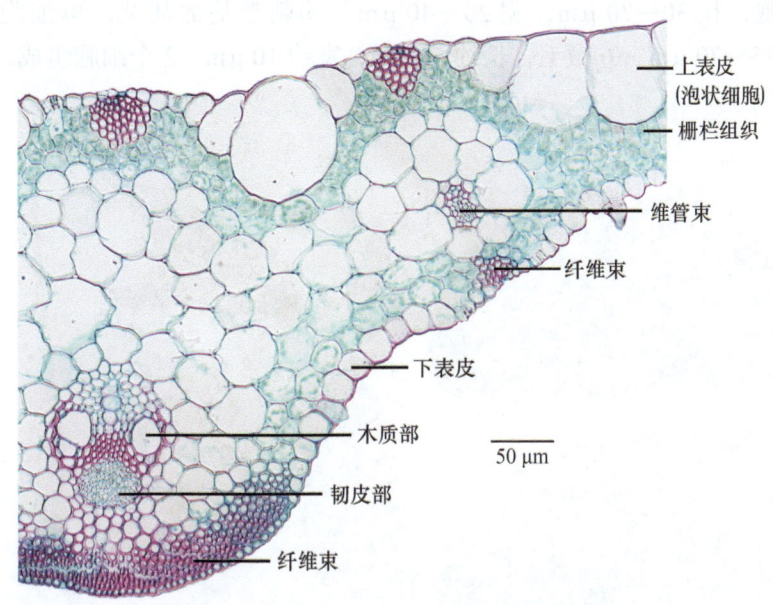

图 3-3　淡竹叶叶片横切面组织构造特征图

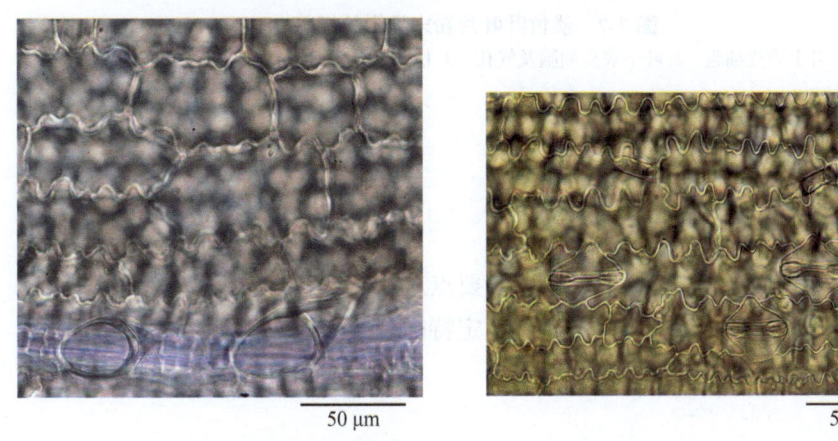

图 3-4　淡竹叶叶片上表皮细胞及锥状毛图　　图 3-5　淡竹叶叶片下表皮细胞、气孔及微毛图

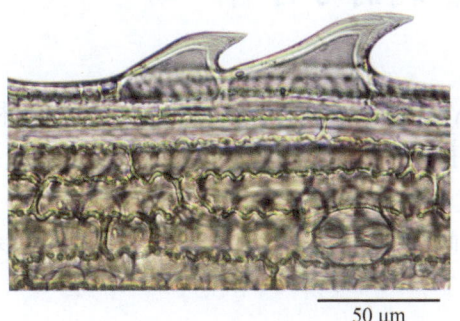

图 3-6　淡竹叶叶缘刺毛图

粉末：绿色。①上表皮细胞长方形或类方形，垂周壁波状弯曲。②下表皮细胞窄长方形，垂周壁深波状弯曲。下表皮气孔多见，保卫细胞哑铃状，副卫细胞2个，类三角形。③最长的非腺毛为枕状毛，单细胞，长500～700 μm，壁稍增厚。④锥状毛较短，单细胞，长30～70 μm，宽20～40 μm。⑤刺毛基部甚宽，单细胞，长15～100 μm，宽25～70 μm。⑥微毛，长约60 μm，宽约10 μm，2个细胞组成，顶端细胞易脱落（图3-7）。

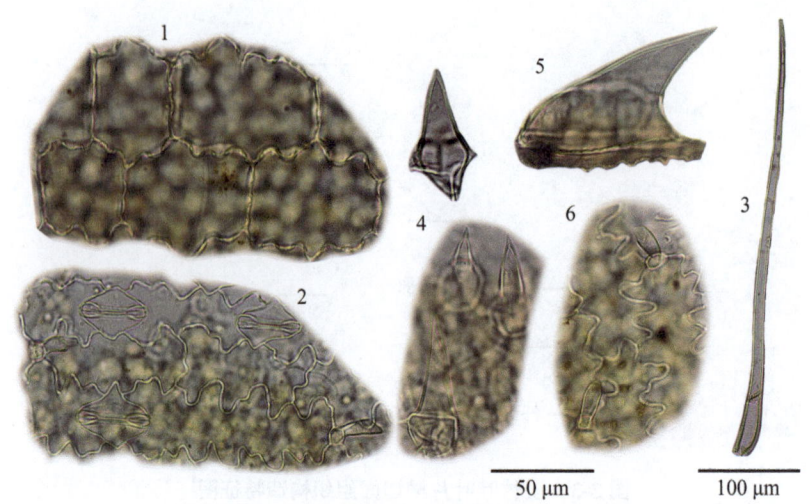

图3-7　淡竹叶叶片粉末显微特征图
1. 叶上表皮细胞　2. 叶下表皮细胞及气孔　3. 枕状毛　4. 锥状毛　5. 刺毛　6. 微毛

二、实验目的

1. 熟悉叶类药材的基本构造及显微鉴定要点。
2. 掌握番泻叶药材的性状特征及显微鉴定特征。
3. 掌握淡竹叶的显微鉴定特征。

三、实验仪器、试剂与材料

显微成像系统（OLYMPUS CX21型显微镜、明美MS60相机、Dell电脑及相关软件）、酒精灯、剪刀、镊子、解剖针、载玻片、盖玻片、吸水纸。

稀甘油、水合氯醛试液。

番泻叶药材、粉末及叶片横切面石蜡切片；淡竹叶药材、粉末及叶片横切面石蜡切片。

四、实验内容

(一) 性状鉴定

1. 番泻叶：取番泻叶药材，按叶类药材常规方法进行观察。注意叶片形状、大小、叶表面特征及叶脉的形态。

2. 淡竹叶：取淡竹叶药材中叶片，软化展开后进行观察。注意叶脉的形态。

(二) 显微鉴定

1. 番泻叶叶片横切面：取番泻叶叶片横切面石蜡切片，观察各种组织、细胞及内含物（上表皮、下表皮、栅栏组织、海绵组织、维管束、晶纤维、簇晶等）的显微特征。

2. 番泻叶粉末：取番泻叶粉末，用水合氯醛试液加热透化后装片。注意观察粉末中晶纤维、结晶（方晶及簇晶）、非腺毛、叶表皮细胞及气孔的特征。

3. 淡竹叶叶片横切面：取淡竹叶叶片横切面石蜡切片，观察各种组织、细胞及内含物（上表皮、下表皮、栅栏组织、纤维束、维管束、泡状细胞等）的显微特征。

4. 淡竹叶叶片表面片：按整体封藏法制备淡竹叶的叶上、下表面片（透化片，注意：须包括叶缘部分）。观察上、下表皮细胞，气孔，大毛，刺毛及微毛等。

5. 淡竹叶粉末：取淡竹叶粉末，用水合氯醛试液加热透化后，加稀甘油装片。注意观察粉末中叶片上、下表皮细胞，气孔，大毛，刺毛及微毛等。

五、实验作业

1. 拍摄番泻叶叶片横切面照片，标注并描述。
2. 拍摄番泻叶粉末中各种组织、细胞及内含物的照片，并描述它们的显微特征。
3. 拍摄淡竹叶叶片表面片或粉末片中各种组织及细胞的照片，标注并描述。
4. 列表比较番泻叶和淡竹叶叶片在性状和显微特征上的区别。

六、思考题

1. 对叶类生药进行显微鉴定时，主要观察哪些特征？
2. 查阅资料，阐述番泻叶与薄荷叶的区别有哪些。

实验四 根类生药

一、概述

根类生药多来自被子植物的根,包括药用部分主要是根,但常常带有根茎或地上茎残基的生药。

性状鉴定

应注意观察药材的形状、大小、颜色、表面特征、质地、断面、气和味等。根类生药没有节和节间之分,一般无芽。双子叶植物根类生药一般为圆柱形、圆锥形或纺锤形,平直或稍弯曲,有的分枝,上端常连接缩短的根茎;表面常较粗糙,多数有木栓层、皮孔及支根痕;横断面呈放射状结构,形成层环大多明显,中心常无髓。有的双子叶植物根在横断面上可见异型构造形成的特殊纹理,如牛膝、商陆和何首乌等,在生药鉴定上极为重要。单子叶植物根类生药多为须根或膨大的块根;表面常较光滑,无木栓层及皮孔;断面不呈放射状,内皮层环明显,中心有髓。

显微鉴定

根类生药应制作横切片,自外向内观察各部位的特征,同时制作粉末片观察各种组织、细胞及内含物的特征;必要时制作纵切片或组织解离片,确定导管和纤维壁上的纹孔类型、射线的类型、高度和宽度以及特异细胞(如含晶细胞、分泌细胞等)的纵向分布情况。

组织构造 观察维管组织特征,可以区别其为双子叶植物根还是单子叶植物根。

双子叶植物根类生药一般为次生构造,外侧为木栓组织;形成层环多明显;外韧型维管束,有射线;中央大多无髓。少数双子叶植物根类生药为初生构造,皮层宽,中柱小,韧皮部束及木质部束数目少,相间排列,一般无髓。有的双子叶植物根有异常构造,如何首乌在相当于皮层的位置散有数个复合维管束;牛膝根有数轮同心排列的维管束;颠茄和华山参具木间韧皮部。

单子叶植物根类生药一般无木栓组织;有的表皮细胞外壁增厚,有的表皮发育成数列根被细胞;皮层宽广,占根的大部分,内皮层凯氏点通常明显;中柱较小,木质部束及韧皮部束数目多,相间排列成环;中心有髓。

根类生药显微鉴定,除观察各部分组织的排列情况外,还应注意分泌组织、厚壁组织及细胞内含物的类型及分布特征。分泌组织大多分布于韧皮部,如乳汁管、树脂道、油室或油管等；各种草酸钙结晶多见，如簇晶、方晶、砂晶或针晶等。

粉末特征

以具有鉴别特征的细胞内含物、厚壁组织、分泌组织为重点，其次是导管、木栓组织、管胞、表皮和根被等。细胞内含物主要有淀粉粒和结晶等。淀粉粒一般较小，应注意淀粉粒的多少、形状、大小、类型、脐点形状及位置、层纹等特征。结晶大多为草酸钙结晶，偶有硅质块、菊糖等。应注意结晶的类型、大小、排列及含晶细胞的形态等。厚壁组织有纤维、石细胞等。石细胞应注意形状、大小、细胞壁增厚程度、纹孔形状及大小、孔沟密度等特征。观察纤维时要注意其类型［包括晶（鞘）纤维、嵌晶纤维、分隔纤维等］、形状、长短、端壁有无分叉、细胞壁增厚的程度及性质、纹孔类型、孔沟形态、有无横隔等特征。分泌组织应注意分泌细胞、分泌腔（室）、分泌管（道）等类型，分泌细胞的形状，分泌物的颜色，周围细胞的排列及形态等特征。根类生药的根头部如附有叶柄、茎的残基或着生毛茸，在粉末中可见到叶柄的表皮组织、气孔及毛茸等。

（一）甘草 Glycyrrhizae Radix et Rhizoma

1. 来源：本品为豆科植物乌拉尔甘草 *Glycyrrhiza uralensis* Fisch.、胀果甘草 *Glycyrrhiza inflata* Bat. 或光果甘草 *Glycyrrhiza glabra* L. 的根及根茎。

2. 性状

乌拉尔甘草：根呈长圆柱形，长 30～100 cm，直径 0.6～3.5 cm。表面红棕色、暗棕色或灰褐色，有明显的皱纹、沟纹、横长的皮孔及稀疏的细根痕，外皮松紧不一。质坚实而重，断面略纤维性，黄白色，粉性，形成层环明显，有放射状纹理，有的有裂隙。根茎圆柱形，表面有芽痕，横切面中心有髓。气微，味甜。

胀果甘草：根和根茎外皮粗糙，多灰棕色或灰褐色。质坚硬。断面淡黄色或黄色，纤维性，粉性小。根茎不定芽多而粗大。

光果甘草：根茎及根质地较坚实。表面多灰棕色，皮孔细而不明显，外皮不粗糙。断面纤维性，裂隙较少。

3. 显微特征：三种甘草的显微组织构造基本相同，目前商品以乌拉尔甘草为主，其显微特征如下。

根横切面：①木栓层为数列红棕色细胞，栓内层较窄。②韧皮部射线宽广，多弯曲，常现裂隙；纤维多成束，周围薄壁细胞常含草酸钙方晶，形成晶（鞘）纤维；筛管群常因压缩而变形。③束内形成层明显。④导管较多，导管直径约至 160 μm，常单个或 2～3 个成束；木纤维束周围细胞也含方晶。⑤薄壁细胞含淀粉粒（图 4-1）。

粉末：淡黄棕色。①纤维多成束，壁厚。纤维束周围细胞含草酸钙方晶，形成晶纤维；方晶类双锥形、长方形或类方形。②具缘纹孔导管较大，具缘纹孔较密，网纹导管少见。③木栓细胞红棕色，表面观多角形，微木化。④淀粉粒单粒椭圆形、卵形或类圆形，脐点点状或短缝状；复粒稀少。此外，可见散在的草酸钙方晶、射线细胞及棕色块等（图 4-2）。

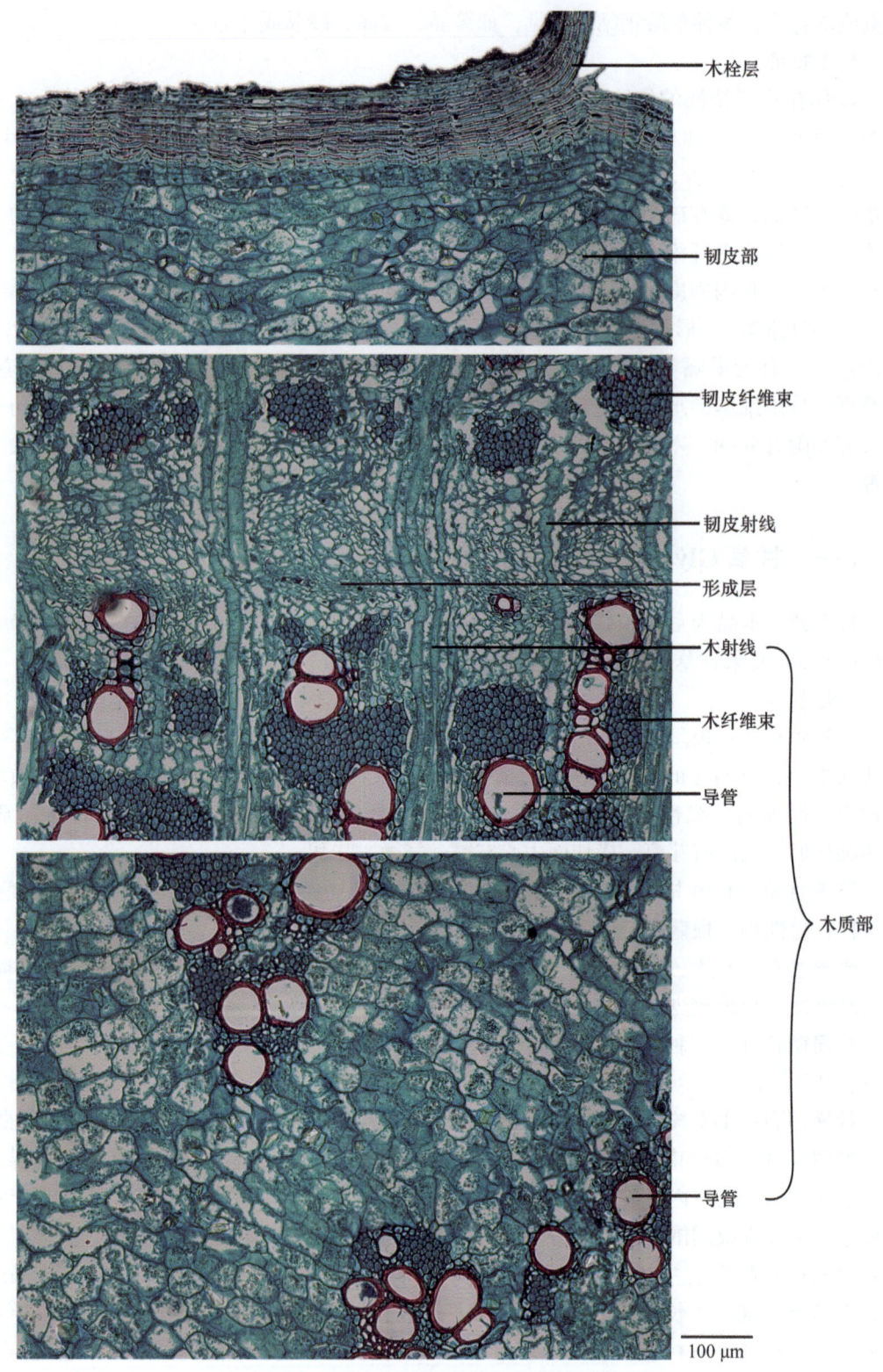

图 4-1 甘草根横切面组织构造特征图

实验四 根类生药

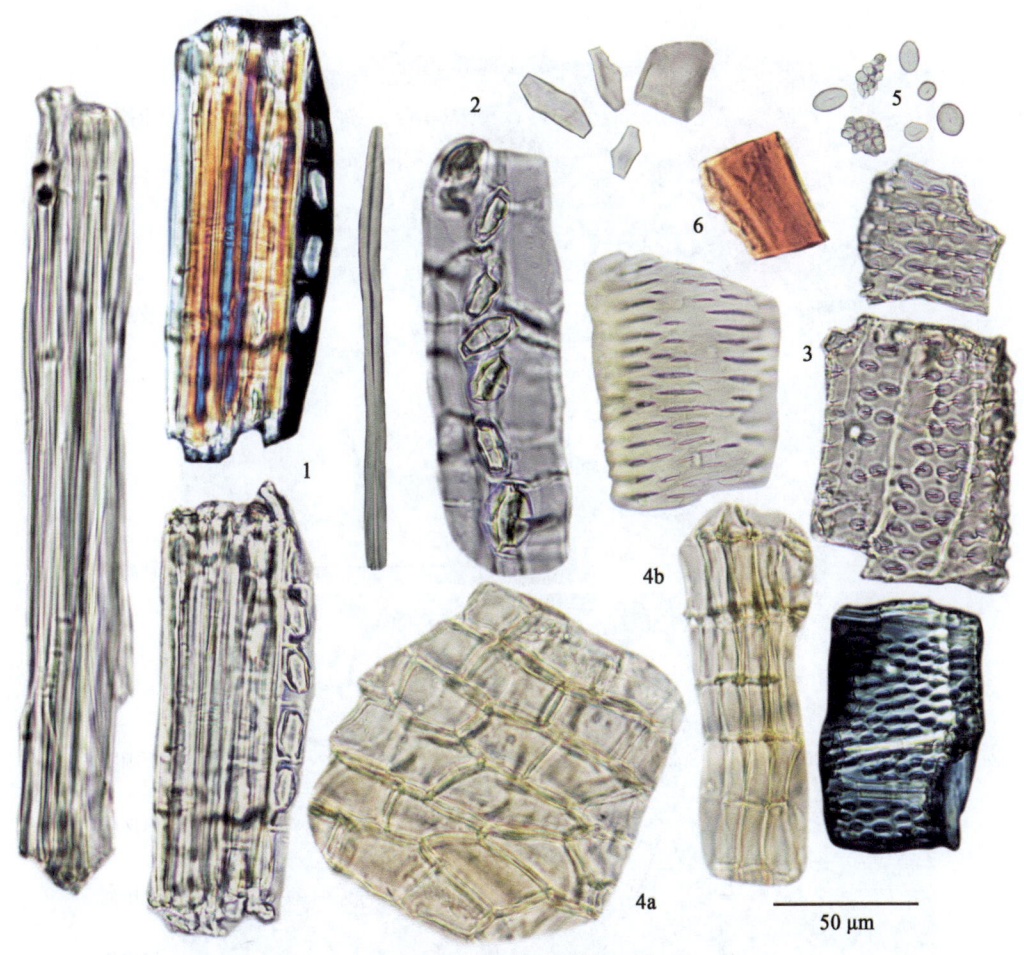

图 4-2 甘草粉末显微特征图
1. 纤维及晶纤维　2. 草酸钙方晶　3. 导管　4. 木栓细胞（4a. 表面观　4b. 侧面观）　5. 淀粉粒　6. 色素块

（二）麦冬 Ophiopogonis Radix

1. 来源：本品为百合科植物麦冬 *Ophiopogon japonicus*（L. f）Ker-Gawl. 的干燥块根。

2. 性状：块根呈纺锤形，扁圆不一，两端略尖，长 1.5～3.0 cm，直径 3～6 mm。表面淡黄色或灰黄色，有细纵纹，一端常有细小中柱外露。质柔韧。断面黄白色，半透明，皮部宽阔，中心有细小中柱。气微香，味甘、微苦。嚼之有黏性。

3. 显微特征

根横切面：①根被为 3～5 列切向延长的木化细胞。②皮层宽广，散有含草酸钙针晶束的黏液细胞；内皮层细胞壁均匀增厚，木化，间有非木化的薄壁通道细胞；外侧为 1～2 列石细胞，其内壁及侧壁增厚，纹孔细密。③中柱较小；中柱鞘为 1～2 层薄壁细胞；韧皮部束 16～22 个，与木质部束相间排列，木质部内侧由木化组织连接成环。④髓小，薄壁细胞类圆形（图 4-3）。

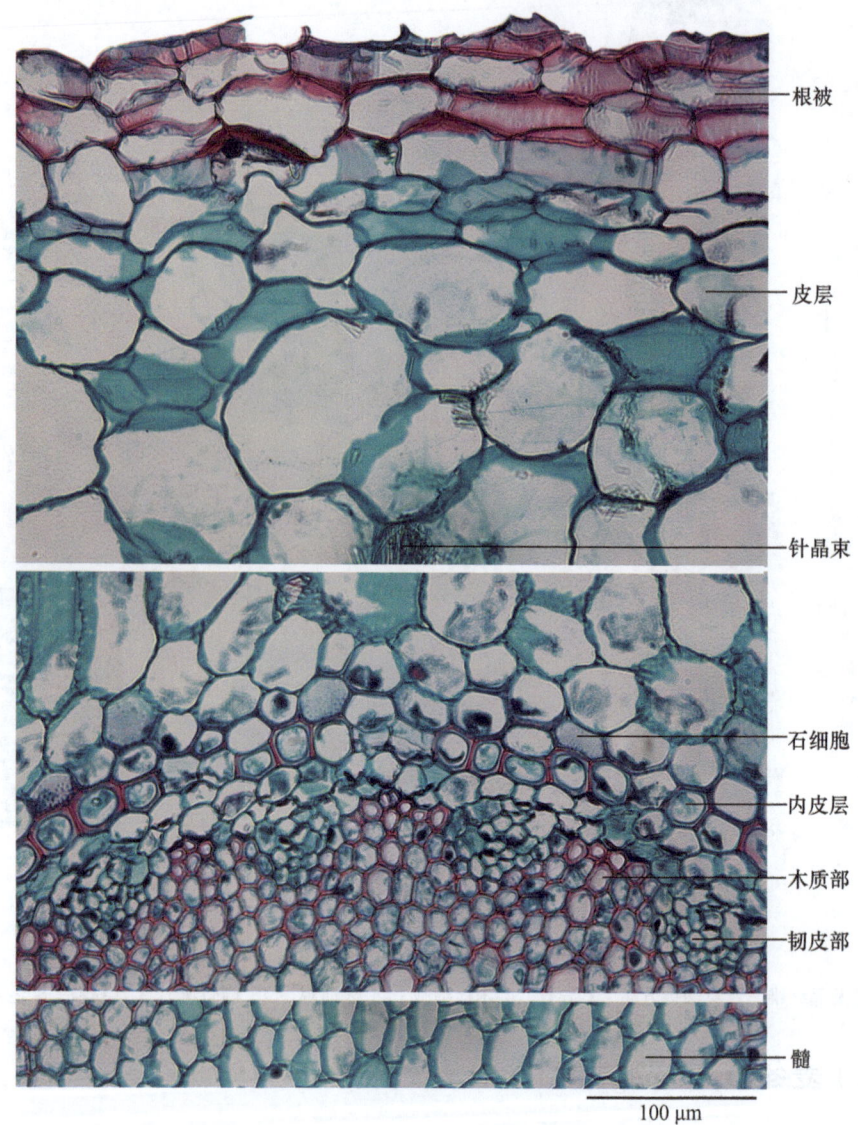

图 4-3 麦冬根横切面组织构造特征图

粉末：淡黄棕色。①草酸钙针晶成束或散在，长 24～50 μm。②内皮层细胞长方形或长条形，壁增厚，木化，孔沟明显。③石细胞类方形或长方形，直径 30～64 μm，有的一边甚薄，纹孔甚密，孔沟较粗。④木纤维细长，末端倾斜，壁稍厚，微木化。⑤管胞多为孔纹或网纹，具缘纹孔导管少见（图 4-4）。

二、实验目的

1. 掌握根类生药的一般鉴定方法及显微鉴定注意点。
2. 掌握甘草（根）横切面组织构造和粉末显微特征。

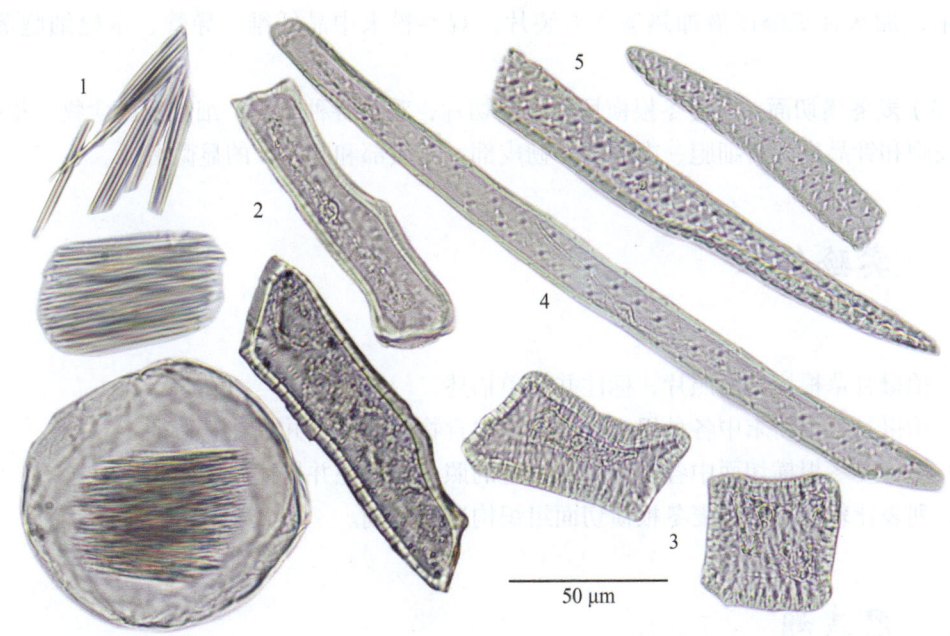

图 4-4 麦冬根粉末显微特征图
1. 针晶束 2. 内皮层细胞 3. 石细胞 4. 木纤维 5. 管胞

3. 掌握麦冬根横切面组织构造显微特征。
4. 熟悉来源于双子叶植物根与单子叶植物根的生药的主要区别。

三、实验仪器、试剂与材料

显微成像系统（OLYMPUS CX21型显微镜、明美 MS60 相机、Dell 电脑及相关软件）、酒精灯、剪刀、镊子、解剖针、载玻片、盖玻片、吸水纸。
稀甘油、水合氯醛试液、碘液。
甘草药材、粉末及根横切面石蜡切片；麦冬药材、粉末及根横切面石蜡切片。

四、实验内容

1. 性状鉴定：取甘草和麦冬药材，按常规方法观察药材的形状、大小、颜色、表面、质地、断面、气和味等。

2. 显微鉴定

（1）**甘草根横切面**：取甘草根横切面石蜡切片，观察木栓层、韧皮部、纤维束、射线、形成层、木质部等的显微特征。

（2）**甘草粉末**：取甘草粉末，稀甘油或碘液装片，观察淀粉粒的形态。另取一份甘草粉末，加水合氯醛试液加热透化后装片，观察粉末中晶纤维、导管、木栓细胞等的特征。

（3）**麦冬横切面**：取麦冬根横切面石蜡切片，观察各种组织、细胞及内含物（根被、黏液细胞和针晶束、石细胞、内皮层、韧皮部、木质部和髓等）的显微特征。

五、实验作业

1. 拍摄甘草根横切面照片，标注并简单描述。
2. 拍摄甘草根粉末中各种组织、细胞及内含物的照片，并描述其特征。
3. 拍摄麦冬根横切面中各种组织及细胞的照片，标注并描述。
4. 列表比较甘草根和麦冬根横切面组织构造的区别。

六、思考题

1. 什么是晶纤维？除甘草外，还有哪些生药含有晶纤维？
2. 双子叶植物根类生药与单子叶植物根类生药的主要区别有哪些？

实验五 根茎类生药

一、概述

根茎类生药主要以植物的地下茎入药,包括根状茎(常简称为根茎)、块茎、鳞茎和球茎。

性状鉴定

应注意区分地下茎类型、药材形状、大小、颜色、表面特征、断面特征、质地、气和味等。根茎类生药有节和节间,以单子叶植物的根茎尤为明显,节上常见退化的鳞片状叶,有时可见叶痕和芽痕,周围或下侧有不定根或根痕。蕨类植物根茎的表面常有鳞片或鳞毛,有的周围密布整齐的叶柄残基。双子叶植物根茎类生药横断面呈放射状结构,中心有明显的髓。单子叶植物根茎类生药横断面不呈放射状,内皮层环大多明显,环圈内外均散有维管束小点。蕨类植物根茎有的中心为木部,无髓;有的木部呈完整的环圈,中心有髓;有的为数个分体中柱断续排成圈状。蕨类植物的根茎也可以叶柄基横断面分体中柱的数目和排列情况作为鉴别点。

显微鉴定

根茎类生药显微鉴定应制作横切片,自外向内观察各部位的显微特征,同时制作粉末片观察各种组织、细胞和内含物的特征;必要时制作纵切片或组织解离片,观察导管、纤维、射线等的显微特征。

组织构造

根据中柱、维管束的类型,可以区别药材来源于蕨类植物根茎、双子叶植物根茎或单子叶植物的根茎。

蕨类植物根茎的最外层多为厚壁性的表皮及下皮细胞,基本组织较发达。中柱的类型有原生中柱、双韧管状中柱及网状中柱等。有的蕨类植物根茎类生药在薄壁细胞间隙中生有间隙腺毛。

双子叶植物根茎大多有木栓组织;皮层中有时可见根迹维管束;维管束为无限外韧型;中心有髓。少数生药有三生构造,如大黄的髓部有外木式维管束。

单子叶植物根茎的最外层多为表皮;皮层中有叶迹维管束;内皮层大多明显;中柱中散有多数有限外韧维管束,也有周木维管束(如石菖蒲);根茎中心无明显的髓部。

根茎类生药的细胞内含物以淀粉粒及草酸钙结晶多见;针晶束大多存在于黏液细胞

中。有的根茎类生药具有油室、黏液腔或油细胞等分泌组织和细胞。

粉末特征

与根类生药相似。另外，鳞茎、块茎、球茎常含较多大型的淀粉粒；鳞茎的鳞叶表皮常可见气孔；单子叶植物根茎较易见到环纹导管；蕨类植物根茎一般只有管胞，无导管。

（一）大黄 Rhei Radix et Rhizoma

1. 来源：本品为蓼科植物掌叶大黄 *Rheum palmatum* L.、唐古特大黄 *Rheum tanguticum* Maxim. ex Balf. 或药用大黄 *Rheum officinale* Baill. 的干燥根和根茎。

2. 性状

根茎：类圆柱形、圆锥形、卵圆形或不规则块状，除尽外皮者表面黄棕色至红棕色，有的可见类白色的网状纹理，残留外皮棕褐色，有纵横粗皱纹。质坚实，难折断；断面淡红棕色或黄棕色，显颗粒性，皮部极狭，可见暗色形成层环纹及多数细密径向射出的射线，髓部宽广，有环列或散在的"星点"（异型维管束）。气清香，味苦涩，嚼之粘牙，有沙粒感。

根：形成层环明显，木部发达，有放射状纹理，无星点。

3. 显微特征

掌叶大黄根茎横切面：木栓层与皮层大多已除去，偶有残留。韧皮射线3~4列细胞，内含棕色物。近形成层的韧皮部中有时可见大型黏液腔。形成层环明显。木质部导管径向稀疏排列；木纤维少量存在。髓部宽广，散有多数异型维管束（星点）（图5-1）。星点为外木式维管束，形成层类圆形，木质部在外，韧皮部在内，射线呈星状射出，在其韧皮部近形成层处常可见黏液腔（图5-2）。星点的木质部有时可见特异形状的导管——蛇形导管（coil-like vessel），形似蛇盘（图5-3）。薄壁细胞中含众多淀粉粒和草酸钙簇晶。

掌叶大黄根茎粉末：棕黄色。①草酸钙簇晶众多，完整者直径21~160 μm，棱角大多短钝。②网纹导管、具缘纹孔导管大型，直径约至140 μm，导管壁非木化或微木化。③淀粉粒甚多，单粒大多圆球形，直径3~45 μm，脐点常呈星状、十字状、三叉状或裂缝状等；复粒由2~8分粒组成（图5-4）。

4. 理化鉴定

大黄含羟基蒽醌类化合物，具有升华特性，遇碱变为红色（图5-5）。

（二）石菖蒲 Acori Tatarinowii Rhizoma

1. 来源：本品为天南星科植物石菖蒲 *Acorus tatarinowii* Schott 的干燥根茎。

2. 性状：本品呈扁圆柱形，多弯曲，常有分枝，长3~20 cm，直径0.3~1 cm。表面棕褐色或灰棕色，粗糙，有疏密不均的环节，节间长0.2~0.8 cm，具细纵纹，一面残留须根或圆点状根痕；叶痕呈三角形，左右交互排列，有的其上有毛鳞状叶基残余。质硬，断面纤维性，类白色或微红色，内皮层环明显，可见多数维管束小点及棕色油细胞。气芳香，味苦、微辛。

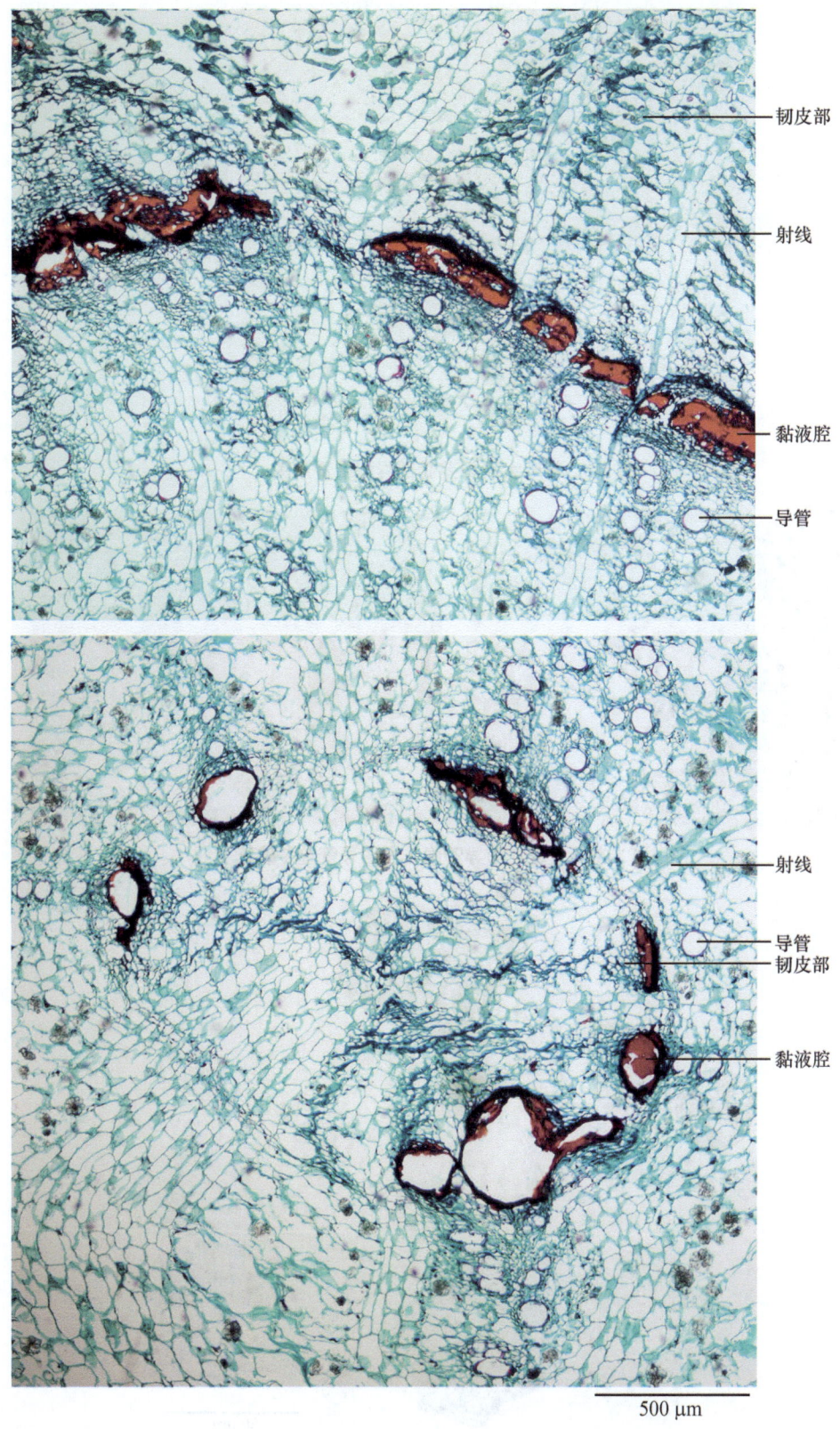

图 5-1　掌叶大黄根茎横切面组织构造特征图

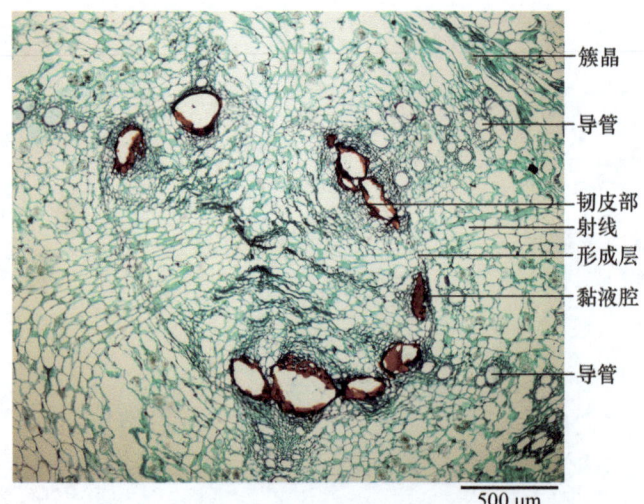

图 5-2　掌叶大黄根茎髓部异型维管束图

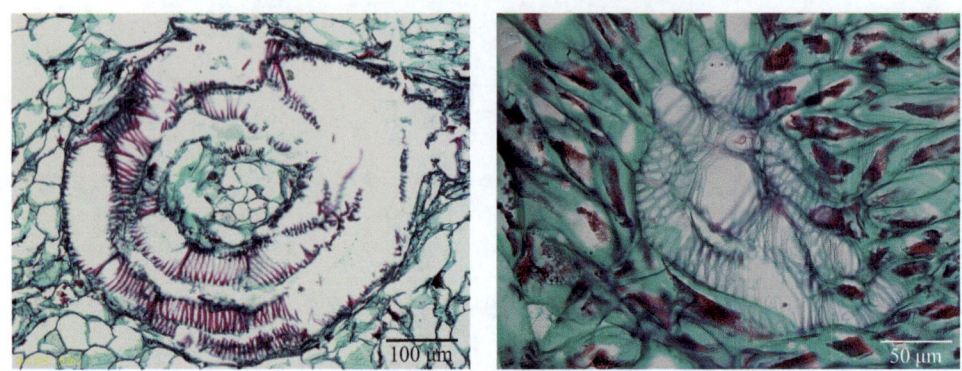

图 5-3　掌叶大黄蛇形导管图（左图导管壁多破碎）

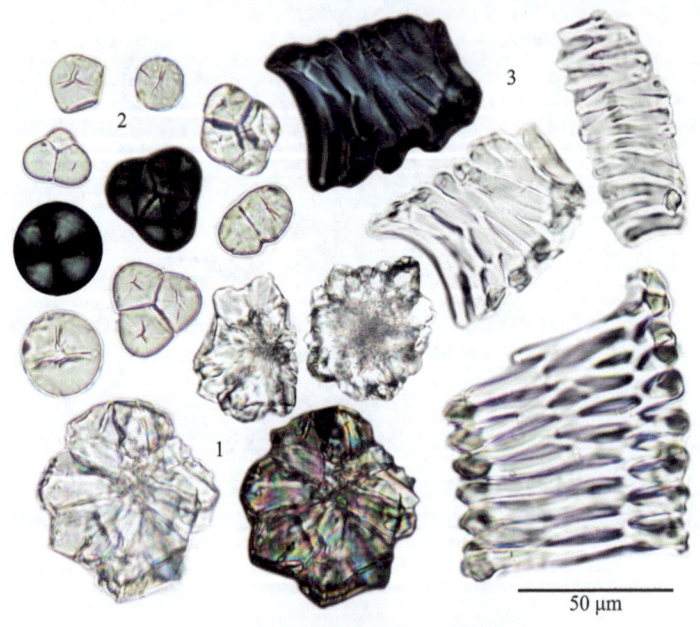

图 5-4　掌叶大黄根茎粉末显微特征图
1. 簇晶　2. 淀粉粒　3. 导管

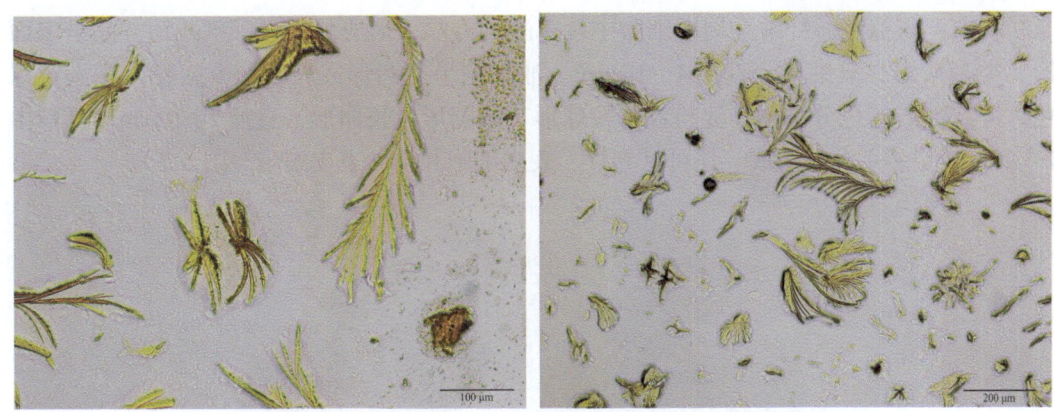

图 5-5　大黄微量升华结晶图

3. 显微特征

根茎横切面： 表皮细胞外壁增厚，棕色。皮层宽广，散有纤维束和叶迹维管束；叶迹维管束外韧型，维管束鞘纤维成环，木化；内皮层明显。中柱维管束周木型及外韧型，维管束鞘纤维较少。纤维束和维管束鞘纤维周围细胞中含草酸钙方晶，形成晶纤维。薄壁组织中散有类圆形油细胞；并含淀粉粒（图 5-6）。

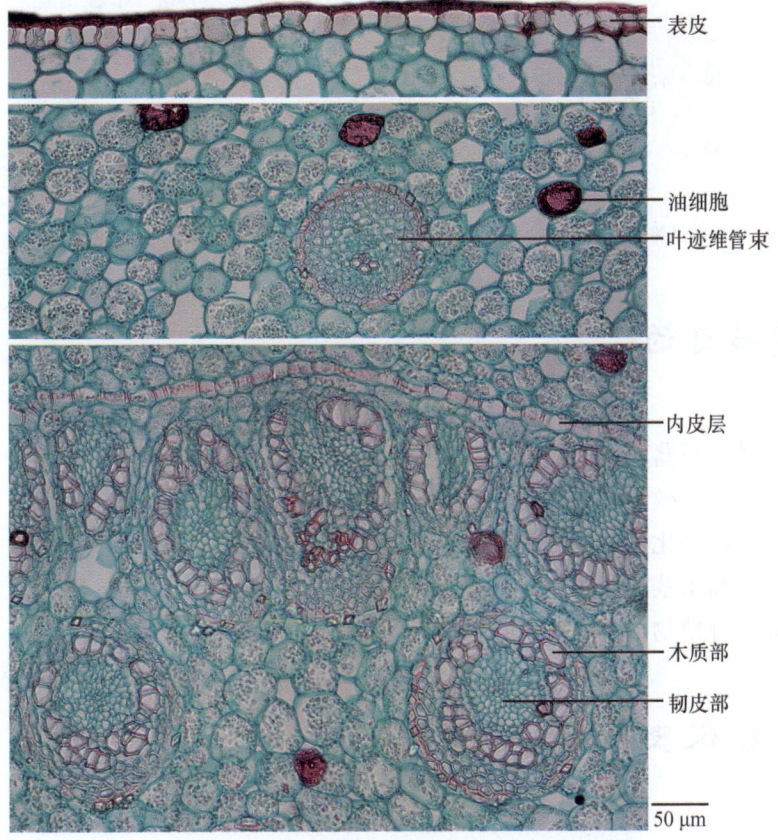

图 5-6　石菖蒲根茎横切面组织构造特征图

粉末：灰棕色。纤维束周围细胞中含草酸钙方晶，形成晶纤维。草酸钙方晶呈多面形、类多角形、双锥形，直径4～16μm。油细胞呈类圆形或长圆形，胞腔内充满黄绿色、橙红色或红色分泌物。淀粉粒单粒球形、椭圆形或长卵形，直径2～9μm；复粒由2～20（或更多）分粒组成。还可见导管、表皮细胞和鳞叶表皮细胞（图5-7）。

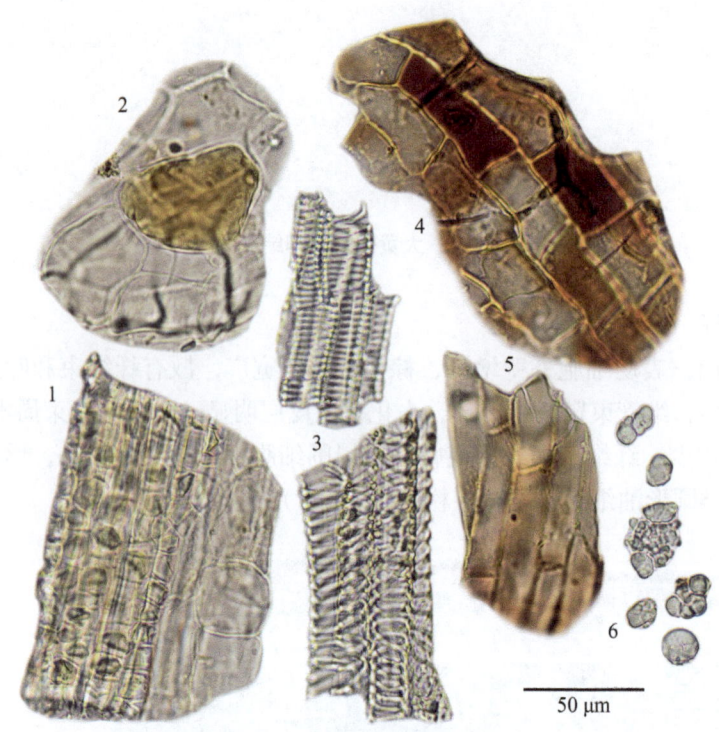

图5-7　石菖蒲粉末显微特征图
1.晶纤维　2.油细胞　3.导管　4.表皮细胞　5.鳞叶表皮细胞　6.淀粉粒

二、实验目的

1. 掌握大黄、石菖蒲的生药性状特点。
2. 掌握大黄根茎横切面组织构造和粉末显微特征。
3. 掌握大黄的理化鉴定方法。
4. 掌握石菖蒲根茎横切面的组织构造特征。
5. 熟悉双子叶植物根茎和单子叶植物根茎类生药显微特征的区别。

三、实验仪器、试剂与材料

显微成像系统（OLYMPUS CX21型显微镜、明美MS60相机、Dell电脑及相关软件）、微量升华装置、酒精灯、镊子、解剖针、载玻片、盖玻片、吸水纸、白瓷板。

稀甘油、水合氯醛试液、5%氢氧化钾溶液、稀盐酸、碘液。

大黄药材、粉末及根茎横切面石蜡切片和数字切片；石菖蒲药材、粉末及根茎横切面石蜡切片。

四、实验内容

（一）大黄

1. 性状鉴定：观察大黄的生药性状，尤其注意观察星点。

2. 显微鉴定

（1）**根茎横切面石蜡切片和数字切片**：观察大黄根茎横切面显微特征，尤其注意异型维管束（星点）的组织构造。

（2）**粉末**：按常规方法制片，观察粉末显微特征，注意导管、淀粉粒和簇晶的大小、类型等特征。

3. 理化鉴定

（1）**微量升华实验**：取大黄粉末少量置微量升华装置中进行微量升华，并在低倍镜下观察升华物的结晶形式，然后从载物台取出玻片后，加5%氢氧化钾溶液，观察颜色变化情况。

（2）**加碱反应**：取本品粉末少量置于白瓷板上，加5%氢氧化钾溶液，观察颜色变化情况，然后加稀盐酸，观察颜色有何变化。

（二）石菖蒲

1. 性状鉴定：观察石菖蒲的生药性状。

2. 显微鉴定

（1）**根茎横切面石蜡切片**：观察石菖蒲根茎横切面的组织构造，包括表皮、皮层、叶迹维管束、纤维束、油细胞、内皮层、中柱维管束等，注意维管束的类型。

（2）**粉末**：按常规方法制作粉末片，观察晶纤维、油细胞、表皮细胞、导管和淀粉粒等特征。

五、实验作业

1. 描述大黄及石菖蒲的生药性状。
2. 拍摄大黄异型维管束照片，标注并描述。
3. 拍摄大黄粉末显微特征照片，并描述其显微特征。
4. 描述大黄的理化鉴定实验过程及现象，说明原因。

5. 拍摄石菖蒲根茎横切面组织构造特征图，标注并描述。

六、思考题

1. 查阅文献，试述大黄的混淆品与正品大黄的主要区别。
2. 根类生药与根茎类生药在性状和显微特征上的主要区别是什么？
3. 双子叶根茎类生药与单子叶根茎类生药的主要区别有哪些？
4. 除大黄外，还有什么生药组织具有异型维管束？其在组织构造上有何不同？
5. 比较手绘显微图、拍摄显微图和数字切片三种方法的优缺点。

实验六 皮类生药

一、概述

皮类生药来源于裸子植物和木本双子叶植物茎干、茎枝和根的维管形成层以外的部分，干皮和枝皮通常称为"树皮"。药用部分以干皮、枝皮较多，如黄柏、杜仲和肉桂等；根皮较少，如地骨皮、香加皮和白鲜皮等。

性状鉴定

应注意皮类生药的形状、外表面、内表面、折断面、气和味等方面的特征。皮类药材因取皮部位、加工方法不同，形态不同。干皮和枝皮一般呈槽状、筒状、板片状、单卷状、双卷状和复双卷状等，而根皮常呈筒状、槽状或不规则形，卷曲度不一。多数树皮表面可见皮孔，皮孔的形状、颜色、分布密度和排列形式常是鉴别皮类生药的特征之一。皮类药材的断面因皮内各组织的组成和排列形式不同而呈平坦（富有薄壁细胞）、颗粒状（有石细胞群）、纤维状或刺状（富有纤维）及层片状（有纤维层）。

显微鉴定

皮类药材一般应制作横切片、粉末片和解离组织片进行观察。解离组织时一般用5%氢氧化钾溶液处理，但如果有大群木化细胞存在时，可用硝铬酸法或氯酸钾法进行解离。

组织构造

皮类生药的组织构造一般包括周皮、皮层、中柱鞘及韧皮部。应注意木栓细胞的层数、颜色、壁的厚度；如多次发生周皮，则应注意周皮发生的部位及落皮层的情况；中柱鞘部位有无厚壁组织及其特点；韧皮部组成细胞的特征，尤其是厚壁细胞与分泌细胞的有无、种类、形状、分布、细胞壁的厚度、木化程度、颜色以及厚壁细胞的层纹和纹孔等；韧皮部射线的宽度和形状，内含物的特征等。

粉末和解离组织特征

常有纤维、石细胞、分泌组织、草酸钙结晶及木栓细胞等，注意它们的显微特征；不应有木质部的组织。

（一）肉桂 Cinnamomi Cortex

1.来源：本品为樟科植物肉桂 *Cinnamomum cassia* Presl 的干燥树皮。

2. 性状：本品呈槽状或卷筒状，长 30~40 cm，宽或直径 3~10 cm，厚 0.2~0.8 cm。外表面灰棕色，稍粗糙，有不规则的细皱纹和横向突起的皮孔，有的可见灰白色的斑纹；内表面红棕色，略平坦，有细纵纹，划之显油痕。质硬而脆，易折断，断面不平坦，外层棕色而较粗糙，内层红棕色而油润，两层间有 1 条黄棕色的线纹。香气浓烈特异，味甜、辣。

3. 显微特征

树皮横切面：木栓细胞数列，最内层细胞的外壁增厚、木化。皮层较宽，散在有石细胞和分泌细胞。中柱鞘部位有石细胞群，断续排列成环，外侧伴有纤维束，石细胞外壁通常较薄。韧皮部射线宽 1~3 列细胞，含细小草酸钙针晶；纤维单个稀疏散在或 2~3 个成束；油细胞随处可见。薄壁细胞含淀粉粒（图 6-1）。

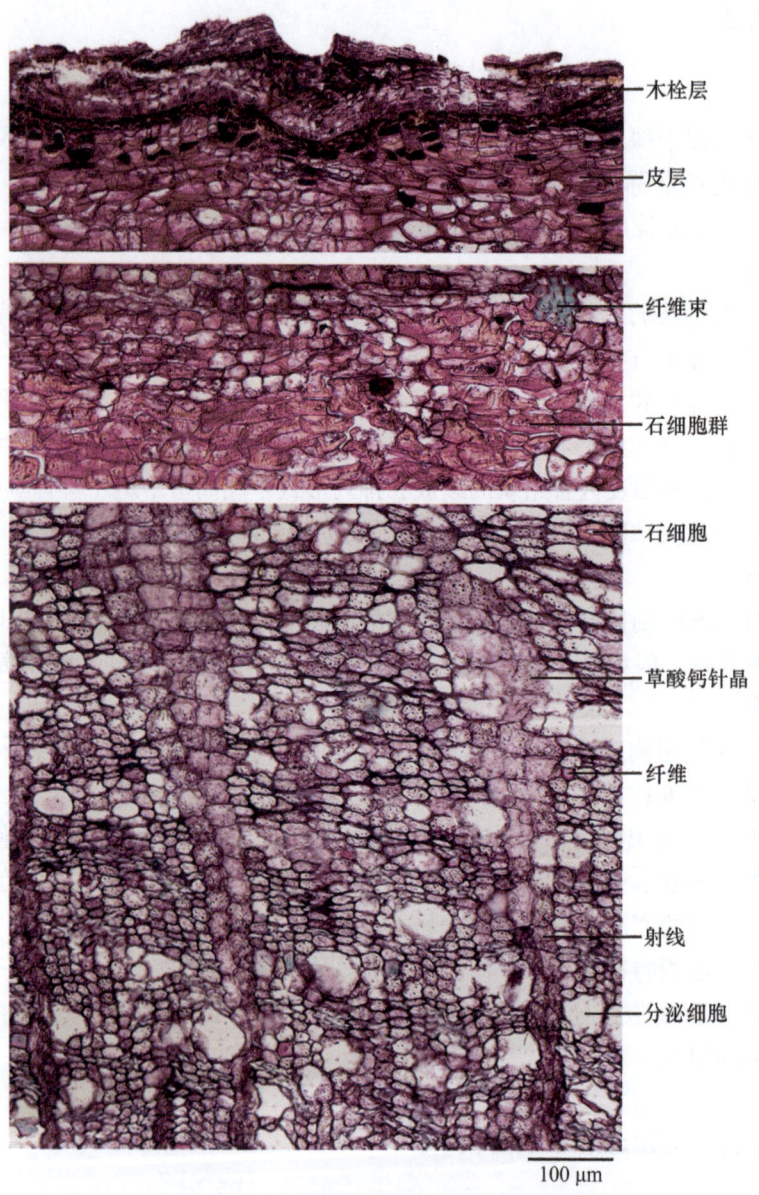

图 6-1　肉桂横切面组织构造图

粉末：红棕色。①纤维大多单个散在，呈长梭形，边缘微波状或有凹凸，长 195～920 μm，直径约至 50 μm，壁极厚，孔沟不明显。②石细胞类方形或类圆形，直径 32～88 μm，细胞壁常三面厚，一面菲薄，少数含针晶。③油细胞类圆形或长圆形，直径 45～108 μm，有的含淡黄色油滴。④草酸钙针晶细小，长至 43 μm，成束或零星散在，于射线细胞中尤多。⑤木栓细胞表面观呈多角形，常含有红棕色物质。此外，薄壁细胞含淀粉粒（图 6-2）。

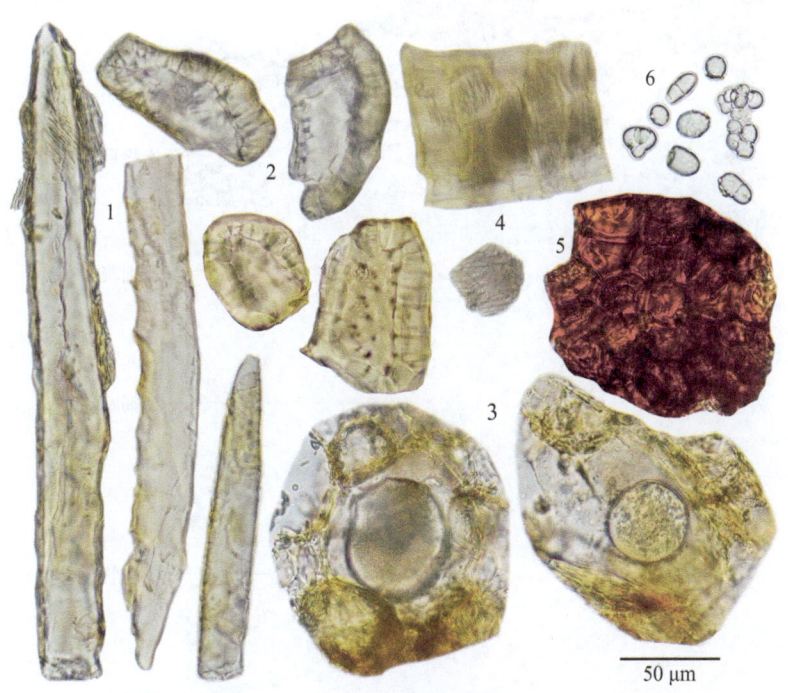

图 6-2 肉桂粉末显微特征图
1. 纤维 2. 石细胞 3. 油细胞 4. 针晶束 5. 木栓细胞 6. 淀粉粒

（二）厚朴 Magnoliae Officinalis Cortex

1. 来源：为木兰科植物厚朴 *Magnolia officinalis* Rehd. et Wils. 或凹叶厚朴 *Magnolia officinalis* Rehd. et Wils. var. *biloba* Rehd.et Wils. 的干燥干皮、根皮及枝皮。

2. 性状

干皮：呈卷筒状或双卷筒状，长 30～35 cm，厚 2～8 mm，习称"筒朴"；近根部的一端展开如喇叭口，习称"靴筒朴"。外表面灰棕色或灰褐色，粗糙，有时呈鳞片状，有椭圆形或梭形的皮孔及不规则纵皱纹，刮去粗皮者显黄棕色；内表面紫棕色或深紫褐色，较平滑，有细密纵纹，划之显油痕。质坚硬，不易折断，断面颗粒性，外层灰棕色，内层紫褐色或棕色，有油性，有的可见光亮的小结晶。气香，味辛辣、微苦。

根皮（根朴）：呈单筒状或不规则块片，有的弯曲似鸡肠，习称"鸡肠朴"。质硬，较易折断，断面纤维性。

枝皮（枝朴）：呈单筒状，长 10～20 cm，厚 1～2 mm。质脆，易折断，断面纤维性。

3. 显微特征

厚朴干皮横切面：木栓细胞数层，有的可见落皮层。皮层外侧为石细胞环带；内侧散有多数油细胞和石细胞群；有的石细胞分枝状；油细胞散在，呈椭圆形或类圆形，内含油状物。韧皮部射线宽1~3列细胞，向外渐变宽；油细胞较多；韧皮纤维束众多，略切向断续排列成层（图6-3）。

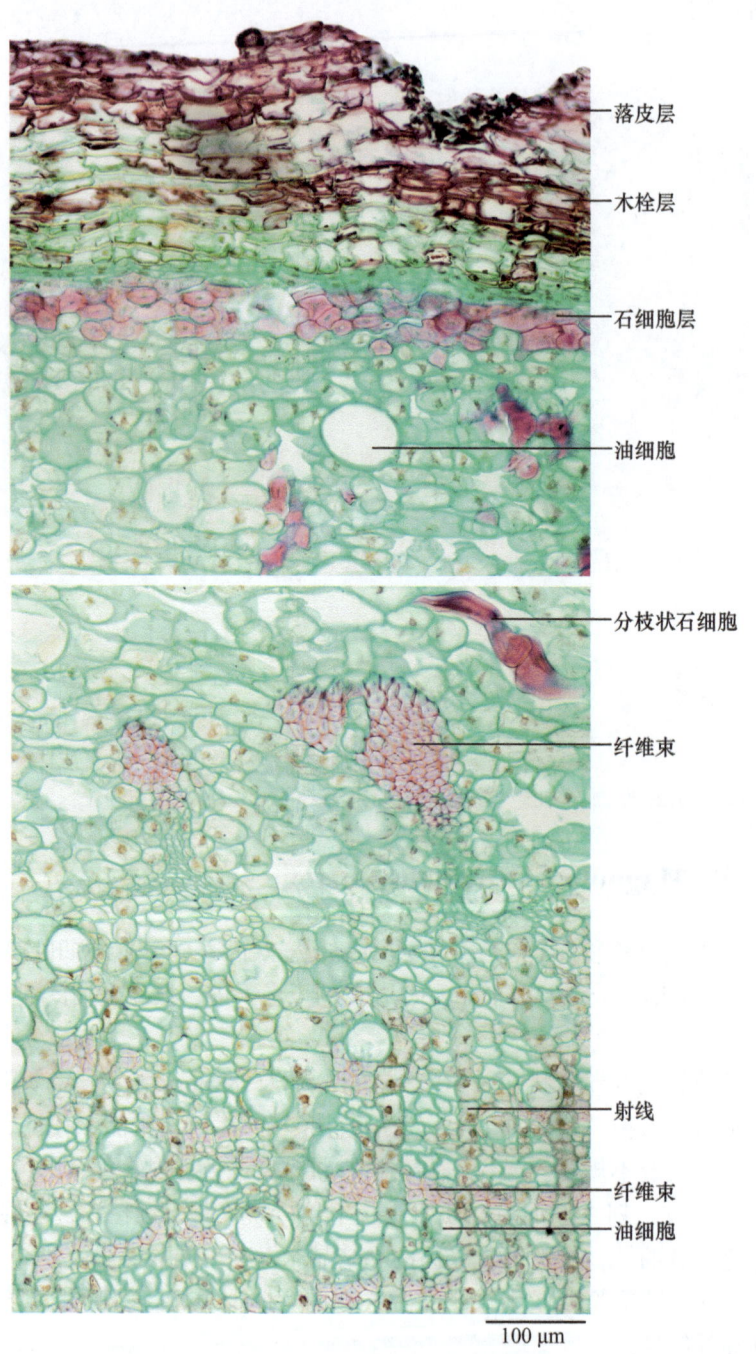

图6-3 厚朴横切面组织构造图

厚朴粉末：棕色。①石细胞呈分枝状者较大，长约 220 μm；呈类长圆形、类多角形者直径 11～58 μm。②纤维多成束，直径 15～32 μm，壁极厚，木化，孔沟不明显。③油细胞易察见，多单个散在，类圆形或椭圆形，直径 64～86 μm，含有黄棕色油状物。④筛管分子端壁复筛板的筛域较大，筛孔明显，侧壁上也有较小的筛域。此外，还可见木栓细胞等（图 6-4）。

凹叶厚朴：分枝状石细胞长约 326 μm；有的纤维边缘作锯齿状；油细胞较少见，直径约 100 μm。

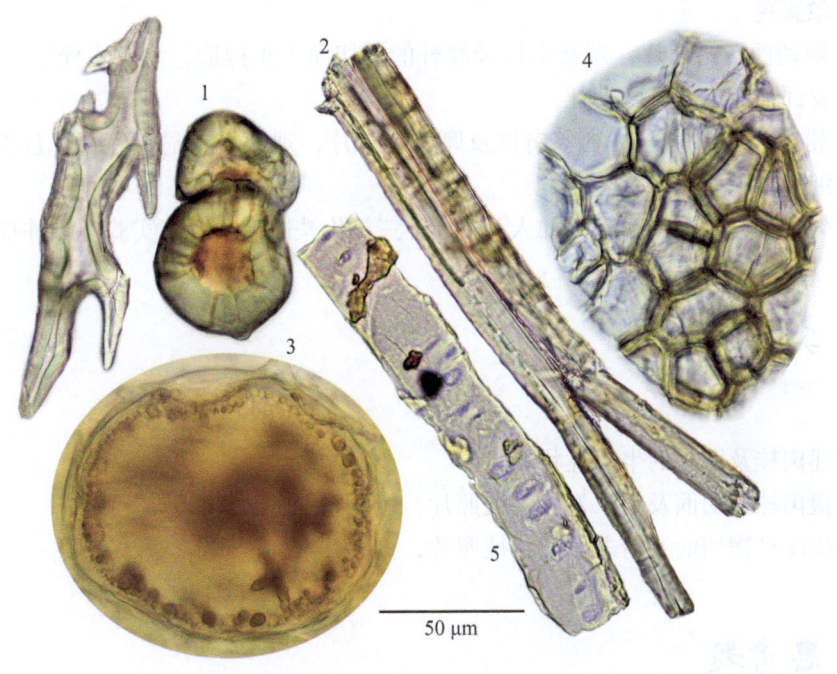

图 6-4　厚朴粉末显微特征图
1. 石细胞　2. 纤维　3. 油细胞　4. 木栓细胞　5. 筛管分子碎片

二、实验目的

1. 熟悉皮类生药的一般构造并掌握其显微特征的观察方法。
2. 掌握肉桂、厚朴的性状、横切面及粉末显微特征，并熟悉二者之间的区别。

三、实验仪器、试剂与材料

显微成像系统（OLYMPUS CX21 型显微镜、明美 MS60 相机、Dell 电脑及相关软件）、酒精灯、镊子、解剖针、载玻片、盖玻片、吸水纸、白瓷板。

稀甘油、水合氯醛试液、1% 三氯化铁试液。
肉桂及厚朴药材、粉末、横切面石蜡切片。

四、实验内容

1. 性状鉴定：取肉桂及厚朴生药，观察它们的生药性状并进行比较。

2. 显微鉴定

（1）横切面石蜡切片：观察肉桂及厚朴的横切面组织构造，注意木栓层、皮层、中柱鞘及韧皮部各部位的显微特征。

（2）粉末：按常规方法制备肉桂及厚朴粉末片，观察粉末显微特征，注意石细胞、纤维、油细胞和木栓细胞等。

3. 理化鉴定：取厚朴粉末，加入几滴 1% 三氯化铁试液，观察实验现象并描述。

五、实验作业

1. 描述肉桂及厚朴的生药性状特点。
2. 拍摄肉桂横切面及粉末显微特征照片，标注并描述。
3. 拍摄厚朴横切面及粉末显微特征照片，标注并描述。

六、思考题

1. 皮类生药横切面组织构造有哪些主要特征？
2. 现有一芳香粉末，如何鉴定它为厚朴粉末还是厚朴粉末中掺有肉桂粉末？

实验七　木类生药

一、概述

木类生药主要采用木本植物茎形成层以内的木质部部分，通称"木材"。木材可分为边材和心材两部分。边材是外围的次生木质部，色泽较淡。心材是次生木质部的内层，细胞中积累了较多的树脂、挥发油、色素等物质，因此颜色较深。木类药材一般采用心材，如苏木、檀香和降香等。

性状鉴定

木类药材多呈长圆柱形，或劈成块片状。鉴定时应注意其形状、大小、颜色、表面特征、有无生长轮、质地、气和味等。

显微鉴定

通常作横切面、径向纵切面和切向纵切面三个切面观察木类药材的组织构造特征。径向纵切面是通过木材的半径方向所作的纵切面。切向纵切面是沿着木材圆周、与木射线垂直所作的纵切面。木类药材的细胞壁除少数外，一般都是木质化的，所以通常采用硝铬酸法或氯酸钾法解离，制作解离组织片。

组织构造

来自被子植物的木类药材由导管、木纤维、木薄壁组织和木射线等组成。松柏类的木材缺乏导管，主要由管胞和木射线组成，常可见树脂道。

横切面主要观察生长轮的情况（早材与晚材）、木射线的长度和宽度（细胞列数）、导管和木纤维的横切面形状与直径以及有无内含物等。木射线成放射状排列，与生长轮几乎呈垂直交叉。

径向纵切面主要观察木射线的高度、长度及射线细胞的类型（同型细胞射线或异型细胞射线），同时观察导管和管胞的类型、细胞的长短、直径及有无侵填体；木纤维的类型、壁厚度、纹孔等。来源于松柏类的木类生药木射线是异型的，中央有数列横卧射线薄壁细胞，上下两侧往往是有具缘纹孔的射线管胞。横卧射线薄壁细胞与纵向管胞垂直交叉处形成方格，称为交叉场；每个交叉场中有一个大的或几个小的纹孔，纹孔的形状、大小和数目依药材种类而异，是重要的鉴别特征。

切向纵切面主要观察木射线的形状、排列、宽度和高度，同时观察导管、管胞和木纤维等的特征。木射线在切向纵切面呈双凸透镜状纵向排列。射线的排列分为两种情况，一种射线高低不齐,相互交错排列呈交互型(非叠生木材);另一种射线高低近似,相互排列成叠,为层叠型(叠生木材)。射线在切向纵切面的宽度是指最宽处的细胞数,高度是指从上至下的细胞数。

粉末和解离组织特征

应注意导管、纤维、管胞、木薄壁细胞等的形态、纹孔、壁的厚度和性质,以及分泌组织和细胞后含物等。

(一)沉香 Aquilariae Lignum Resinatum

1. 来源:本品为瑞香科植物白木香 *Aquilaria sinensis*(Lour.)Gilg 含有树脂的木材。

2. 性状:本品呈不规则块状、片状或盔帽状,有的为小碎块。表面凹凸不平,有刀痕,偶有孔洞,可见黑褐色树脂与黄白色木部相间的斑纹,孔洞及凹窝表面多呈朽木状。质较坚实,断面刺状。气芳香,味苦。

3. 显微特征

(1)横切面:木射线宽1~2列细胞,充满棕色树脂。导管圆多角形,直径42~128 μm,有的含棕色树脂。木纤维多角形,直径20~45 μm,壁稍厚,木化。木间韧皮部呈扁长椭圆状或条带状,常与射线相交,细胞壁薄,非木化,内含棕色树脂;其间散有少数纤维,有的薄壁细胞含草酸钙柱晶(图7-1)。

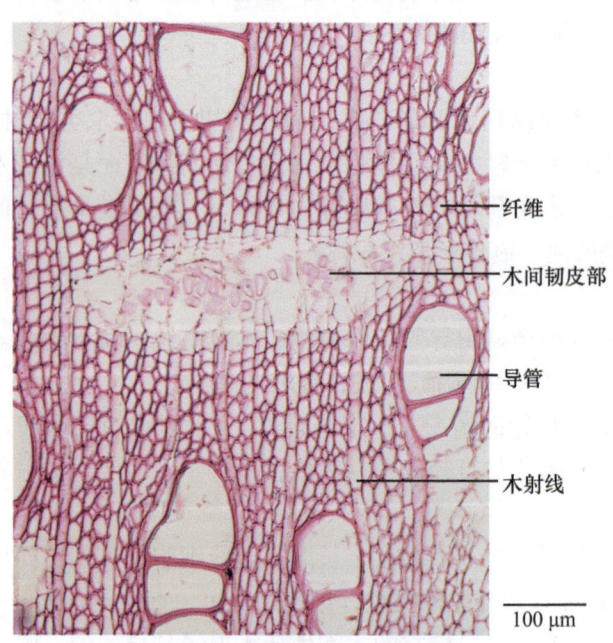

图7-1 沉香横切面组织构造图

(2)切向纵切面:木射线细胞同型性,宽1~2列细胞,高4~20个细胞。导管多为短节导管,两端平截,具缘纹孔排列紧密,导管内含黄棕色树脂团块。纤维细长,壁较薄,有单纹孔。木间韧皮部细胞为长方形(图7-2)。

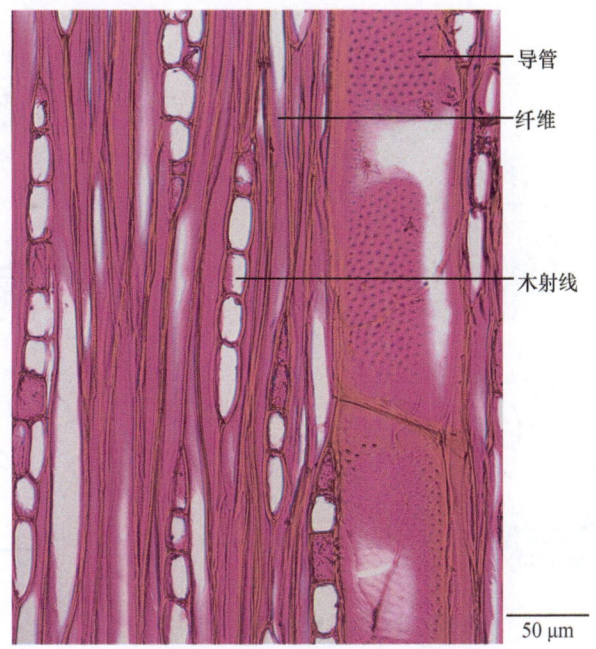

图 7-2　沉香切向纵切面组织构造图

（3）径向纵切面：木射线排列成横向带状，细胞为方形或略长方形。余同切向纵切面（图 7-3）。

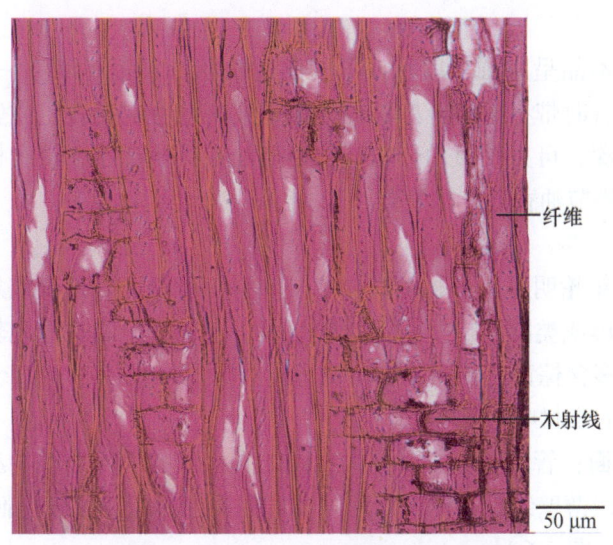

图 7-3　沉香径向纵切面组织构造图

（4）粉末：黑棕色。纤维管胞长梭形，多成束，直径 20～30 μm，壁较薄，有具缘纹孔。具缘纹孔导管多见，直径约至 130 μm，内含黄棕色树脂块。纤维直径 25～30 μm，壁上具单纹孔。木射线宽 1～2 列细胞，高约至 20 个细胞，壁连珠状增厚。草酸钙柱晶少见，长约 68 μm。木间韧皮薄壁细胞内含黄棕色物质，壁非木化，隐约可见菌丝腐蚀形成的纵横交错的纹理（图 7-4）。

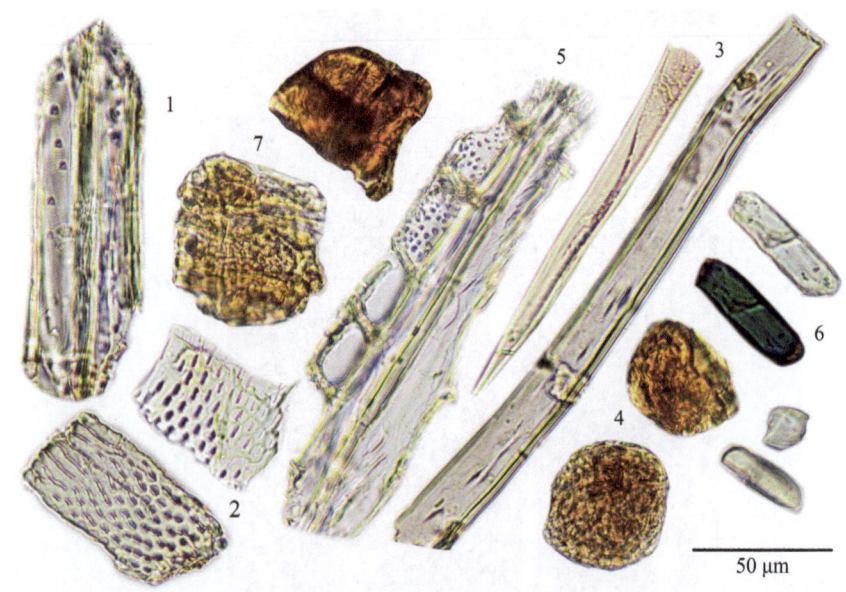

图 7-4 沉香粉末显微特征图
1. 纤维管胞 2. 导管 3. 纤维 4. 树脂团块 5. 木射线 6. 草酸钙柱晶 7. 木间韧皮薄壁细胞

（二）油松节 Pini Lignum Nodi

1. 来源：松科植物油松 *Pinus tabuliformis* Carr. 或马尾松 *Pinus massoniana* Lamb. 的干燥瘤状节或分枝节。

2. 性状特征：本品呈扁圆节段状或不规则的块状，长短粗细不一。外表面黄棕色、灰棕色或红棕色，有时带有棕色至黑棕色油斑，或有残存的栓皮。质坚硬。横截面木部淡棕色，心材色稍深，可见明显的年轮环纹，显油性；髓部小，淡黄棕色。纵断面具纵直或扭曲纹理。有松节油香气，味微苦、辛。

3. 显微特征

（1）**横切面**：年轮明显，早材（春材）至晚材（秋材）略急变或急变。管胞径向排列，多边形、长方形或类圆形。早材管胞较宽大，壁较薄，晚材管胞较小，壁较厚，均木化。射线单列，多含棕黄色树脂。轴向树脂道类圆形，直径 33～71～143 μm，多分布于晚材及接近晚材的早材中（图 7-5）。

（2）**径向纵切面**：管胞壁上有 1 列大而圆的具缘纹孔。木射线异型，交叉场纹孔窗格状，1～2 个。射线薄壁细胞（淀粉细胞）多含棕黄色树脂。射线管胞内壁锯齿状增厚。射线细胞壁均木化（图 7-6）。

（3）**切向纵切面**：射线单列，高 1～13 个细胞，细胞内多含棕黄色树脂。少数木射线内含径向树脂道（图 7-7）。

（4）**解离组织**：管胞多数，长可达 4.7 mm，直径 10～60 μm，长管状，两端偏斜，有一列大而圆的具缘纹孔，个别可见窗形纹孔。有的管胞呈长纺锤形，两端较尖，壁较厚（图 7-8）。

实验七　木类生药

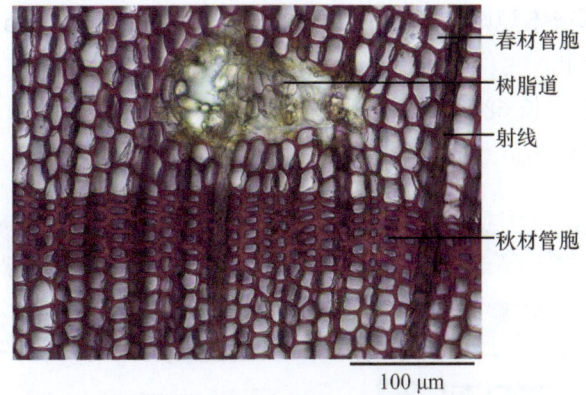

图 7-5　油松节横切面组织构造图

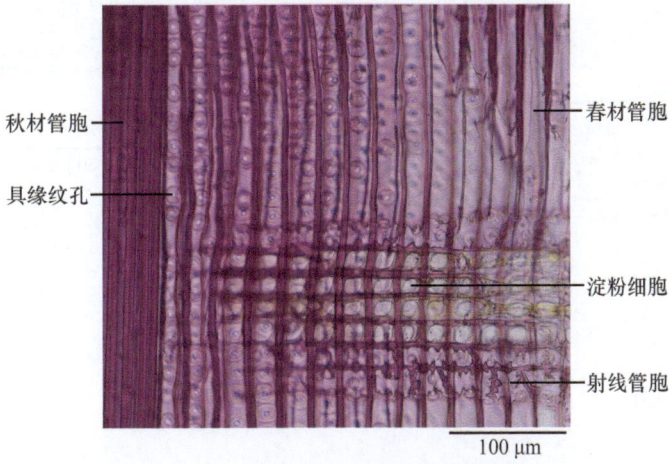

图 7-6　油松节径向纵切面图

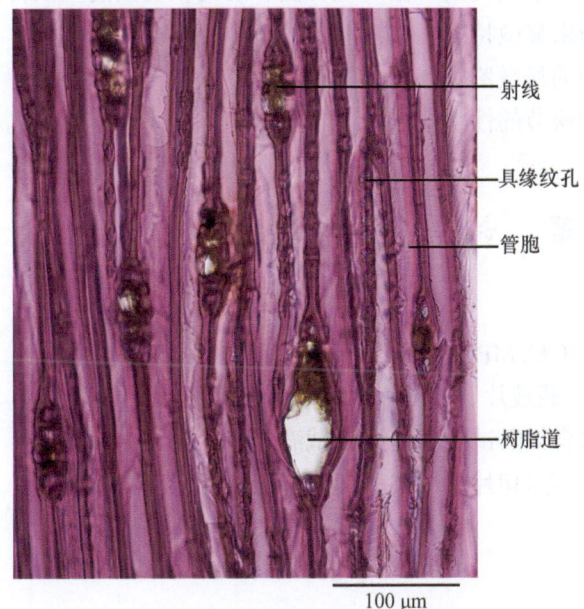

图 7-7　油松节切向纵切面图

射线管胞长方形或不规则方形，长 27～208 μm，直径 9～34 μm，内壁锯齿状增厚，有时可见小的具缘纹孔。

淀粉细胞长方形，长 68～225 μm，直径 13～30 μm，明显可见 4～6 个大的窗形纹孔，有的含有棕黄色树脂。

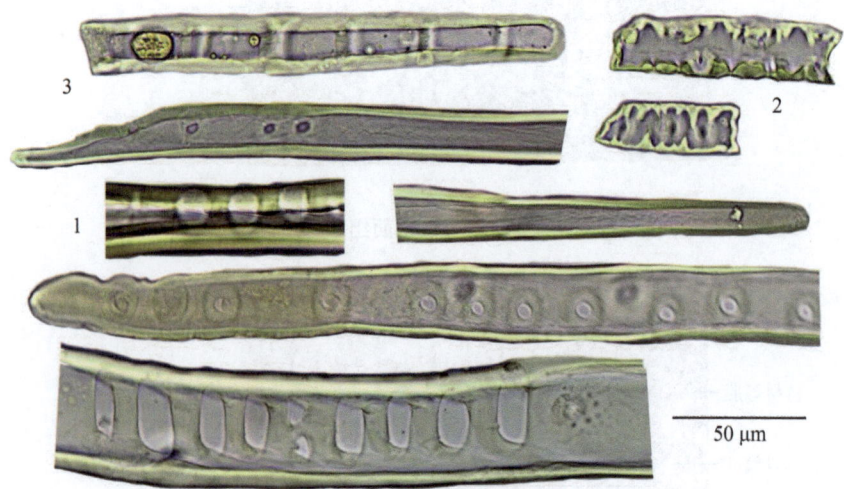

图 7-8　油松节解离特征图
1.管胞　2.射线管胞　3.淀粉细胞

二、实验目的

1. 掌握沉香和油松节横切面、径向纵切面和切向纵切面的显微特征。
2. 掌握沉香的粉末显微特征、油松节的解离组织特征。
3. 熟悉木类生药的显微鉴别方法和要点。
4. 了解沉香和油松节的性状特征。

三、实验仪器、试剂与材料

显微成像系统（OLYMPUS CX21 型显微镜、明美 MS60 相机、Dell 电脑及相关软件）、镊子、解剖针、载玻片、盖玻片、吸水纸、表面皿。

稀甘油溶液、水合氯醛试液、硝铬酸试液。

沉香药材、三向石蜡切片和粉末；油松节药材和三向石蜡切片。

四、实验内容

1. 性状观察：取沉香及油松节生药，观察它们的生药性状。
2. 三向切面特征：观察沉香和油松节三向石蜡切片的组织特征，注意各种组织和细胞在三向切面的形态。
3. 粉末显微特征：自制沉香粉末片，观察纤维管胞、导管、纤维、树脂团块、木射线和草酸钙柱晶等。
4. 解离组织特征：用硝铬酸法解离油松节，制备解离组织片，观察管胞、射线管胞和淀粉细胞的显微特征。

五、实验作业

1. 拍摄沉香三向切面的组织构造图，标注并描述其特征。
2. 拍摄油松节的解离特征图并描述。

六、思考题

鉴别木类生药，为什么要观察三个切面的组织特征？木类生药三向切面的组织特征有何区别？

实验八 茎类生药

一、概述

茎类生药多为木本植物的茎,包括茎藤、茎枝、带叶茎枝和带钩茎枝,以及茎生棘刺、茎的翅状附属物和茎的髓部等,如皂角刺、鬼箭羽、通草和灯心草等。少数为草本植物的茎藤,如首乌藤、天仙藤等。

性状鉴定

一般应注意其形状、粗细、颜色、表面特征(皱纹和皮孔等)、质地、断面特征、气和味等。如带有叶,其叶则按叶类药材的鉴别方法进行观察。

显微鉴定

茎的横切面观察是最重要的,有时也可作粉末片和解离片观察。茎的解离制片应当把形成层以外的部分(皮部)和形成层以内的部分(木部)分开进行解离观察。

组织构造

木质茎类的组织构造一般分为周皮、皮层、中柱鞘、韧皮部、形成层、木质部和髓。其构造已分别在皮类药材和木类药材介绍,此处仅作一些补充。大多数木本双子叶植物茎的射线是窄的或很窄的,维管组织形成连续的环状。而木质藤本茎一般具有宽阔的射线,并常在韧皮部处扩展成漏斗状。有的藤本茎由于次生射线在维管束内产生,而使维管束呈骨扇状,如关木通的维管束。髓部常较明显,主要由薄壁细胞组成,有的细胞壁厚或者形成石细胞散在髓中,如青风藤。髓周细胞一般较小,细胞壁较厚,称环髓带。某些植物的茎中,可见内生韧皮部的异型构造,如络石藤。

双子叶植物草质茎大多有表皮,表皮上可以有角质层、气孔、毛茸等。皮层为初生皮层,其外侧常分化为厚角组织,有的可见内皮层。中柱鞘常分化为纤维或有少量石细胞。维管束外韧型,通常分散环列成一圈,髓射线较宽。髓较大。在成熟茎中髓细胞壁往往木化,并常有纹孔。有的髓部散布有厚壁细胞或厚壁细胞群。有些植物在髓周部位发生韧皮束,称为髓周韧皮部或内生韧皮部。髓细胞中往往含有内含物,如淀粉粒和草酸钙结晶等。

单子叶植物茎最外层为表皮,基本组织中散生多数有限外韧型维管束,中央无髓。草本单子叶禾本科植物茎的横切面可见分散的维管束排列成一圈或两圈,也有分散在整个切面的;维管束为外韧型,周围有厚壁细胞形成的维管束鞘;表皮下方有厚壁组织环带。

粉末特征

应注意石细胞和纤维的形态、纹孔、壁的厚度及木化程度等；中柱鞘纤维、韧皮纤维和木纤维同时存在时，应注意区别；应注意观察草酸钙结晶的形态、淀粉粒的有无及分布等。

（一）木通 Akebiae Caulis

1. 来源：本品为木通科植物木通 *Akebia quinata*（Thunb.）Decne.、三叶木通 *Akebia trifoliata*（Thunb.）Koidz. 或白木通 *Akebia trifoliata*（Thunb.）Koidz. var. *australis*（Diels）Rehd. 的干燥藤茎。

2. 性状特征

三叶木通：呈长圆柱形，常稍扭曲，直径 0.5～2 cm，表面灰色、灰棕色或暗棕色，外皮粗糙而有许多不规则裂纹及纵沟纹，皮孔圆形或横向长圆形，突起。节膨大或不明显，可见侧枝痕。皮部易与木质部剥离。体轻，质坚实，难折断。断面木质部黄白色，导管细密，排列不规则，射线放射状排列，髓圆形。气微，味微苦涩。

3. 显微特征

三叶木通横切面：木栓细胞数层。中柱鞘由含晶纤维束与含晶石细胞群交替排列成连续的环带。维管束 17～31 个。射线全部为初生射线，无次生射线；初生射线宽 5～14 列细胞，细胞径向延长；韧皮射线中径向排列的含晶石细胞群与中柱鞘石细胞群相连接或不连。髓周细胞壁厚，木化，中央为薄壁细胞。薄壁细胞含草酸钙方晶及淀粉粒（图 8-1）。

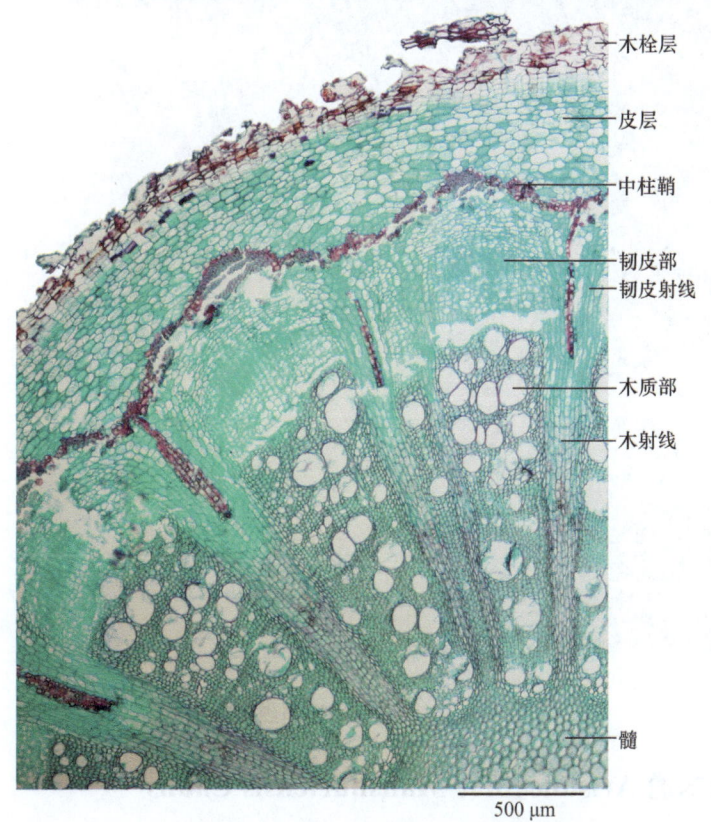

图 8-1　三叶木通横切面组织构造图

（二）川木通 Clematidis Armandii Caulis

1. 来源：本品为毛茛科植物小木通 *Clematis armandii* Franch. 或绣球藤 *Clematis montana* Buch.-Ham. 的干燥藤茎。

2. 性状特征：呈长圆柱形，略扭曲，直径 2～3.5 cm，表面黄棕色或黄褐色，有纵沟及棱，皮部常呈纤维状撕裂，节部膨大，有叶痕及侧枝痕。体轻，质硬，不易折断。切面边缘不整齐，木质部浅黄棕色或浅黄色，有黄白色放射状纹理及裂隙，导管细密，排列不规则，初生射线 17 条以上。髓部较小，类圆形，有时中央呈空腔。气微，味淡。

3. 显微特征

小木通横切面：木栓层脱落或残存 1～2 列细胞，径向整齐排列。韧皮部有几条波状弯曲连续的厚壁细胞环带，与韧皮薄壁组织相间排列。韧皮纤维壁厚，木化，层纹明显。形成层环有的明显，束间形成层不明显。木质部占半径的大部分，细胞壁多木化。木纤维在近射线处成群，壁极厚。射线宽 4～10 列细胞，梭形至长菱形，壁厚。髓部细胞壁厚，微木化。薄壁细胞不含淀粉粒及草酸钙结晶（图 8-2）。

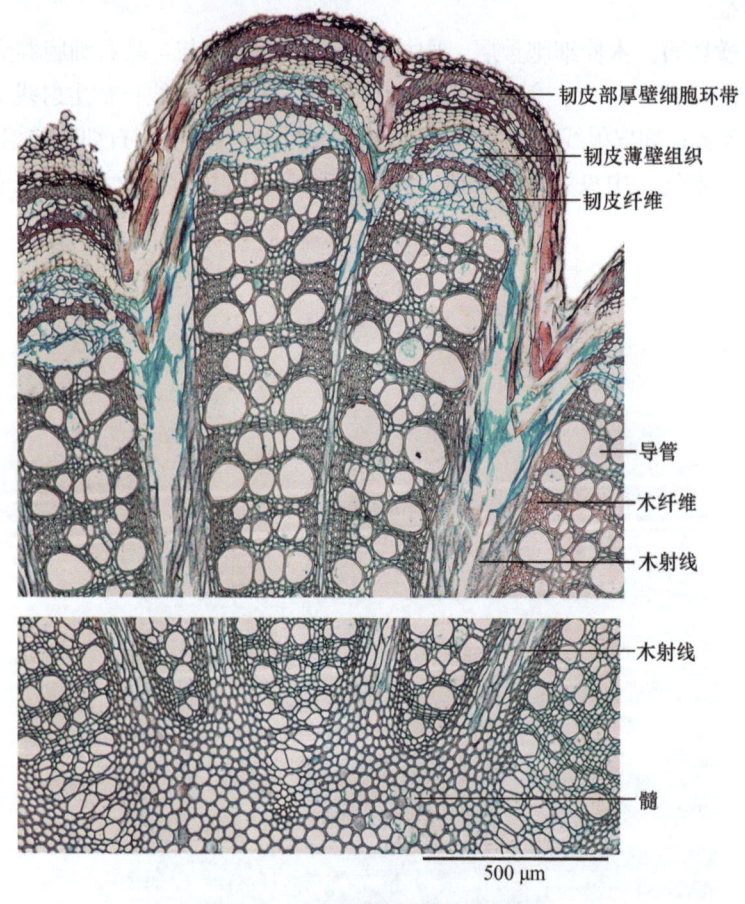

图 8-2　川木通横切面组织构造图

（三）关木通 Aristolochiae Manshuriensis Caulis

1. 来源：本品为马兜铃科植物东北马兜铃 *Aristolochia manshuriensis* Kom. 的干燥藤茎。

2. 性状特征：呈长圆柱形，稍扭曲，直径 1～6 cm，表面灰黄色或棕黄色，有浅纵沟及残余粗皮。节部稍膨大，有枝痕。体轻，质硬，不易折断。断面黄色或淡黄色，皮部薄，木部宽广，有多层整齐环状排列的导管，导管孔洞大，与类白色射线相间排列呈筛网状。髓部不明显。气微，味苦。

3. 显微特征

横切面：木栓层多已刮去，仅见残存的木栓细胞。栓内层为 20 余列扁平的薄壁细胞，多径向整齐排列。皮层窄，由数层薄壁细胞组成。中柱鞘部位有微木化的纤维群，并有少数石细胞。维管束 10 余个，外韧型，韧皮部窄，木质部宽广，大型导管与小型导管相间交错排列形成明显的层次。髓窄小，常压缩成条状。初生射线较宽而长，宽 10～30 列细胞；次生射线较窄而短，宽 5～10 列细胞。薄壁细胞中含有细小的淀粉粒及草酸钙簇晶（图 8-3）。

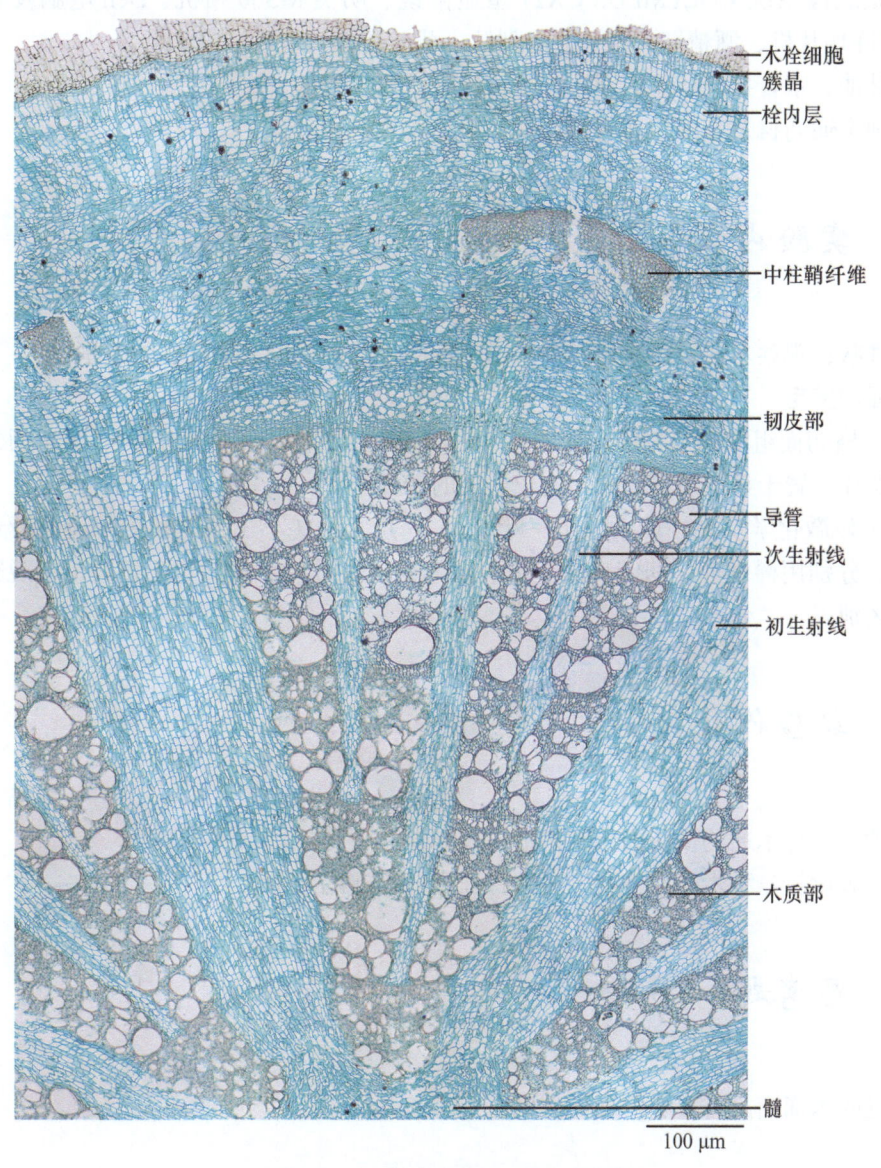

图 8-3　关木通横切面组织构造图

二、实验目的

1. 掌握木通类生药的性状和显微特征。
2. 掌握三种木通在性状、显微特征方面存在的差别。
3. 熟悉常见的显微化学反应。

三、实验仪器、试剂与材料

显微成像系统（OLYMPUS CX21 型显微镜、明美 MS60 相机、Dell 电脑及相关软件）、冰冻切片机、酒精灯、镊子、解剖针、载玻片、盖玻片、吸水纸。

稀甘油、水合氯醛试液、间苯三酚-硫酸试液、碘液。

三种木通药材及其横切面石蜡切片、滑走切片机切片。

四、实验内容

1. 性状：观察木通、川木通及关木通三者的性状和它们之间存在的差别。

2. 显微鉴定

（1）横切面组织构造特征：取木通（三叶木通）、川木通（小木通）、关木通的横切面石蜡切片，置于显微镜下，观察比较它们的特征。

（2）显微化学反应：取木通（三叶木通）、川木通（小木通）和关木通的滑走切片机切片，分别用稀甘油、间苯三酚-硫酸试液、碘液进行封藏，置于显微镜下观察比较三者的区别。

五、实验作业

1. 拍摄三种木通的横切面组织构造图并标注主要特征。
2. 列表比较三种木通在性状、显微特征方面存在的差别。

六、思考题

常见的木通商品有几类？如何区别？

实验九 花类生药

一、概述

花类生药包括完整的花、花序或花的个别部分，如花序（菊花、旋覆花）、开放的单花（洋金花、槐花）、花蕾（金银花、丁香、槐米和辛夷）、柱头（番红花）、花粉粒（蒲黄、松花粉）等。

性状鉴定

花类生药由于经历采收和干燥过程，常皱缩、破碎，改变了原有的形状及颜色。应注意生药样品的全形、颜色、大小、气和味。然后放在水中软化展开，以便观察它们的构造。观察时应注意以下各点：如果是单朵花入药，主要观察花萼、花冠、雄蕊、雌蕊的数目、各部位分离或连合的程度、形状、颜色、有无毛茸及其形态等；如为药用花序，要注意花序类型，总苞及苞片的数目、形状、大小、颜色等；如为药用花的个别部分，则观察此部分的特征。

显微鉴定

花类生药的显微鉴定，可根据不同的鉴别对象和目的，将苞片、花萼、花冠、雄蕊和雌蕊等分别作表面片或粉末片观察，也可将花梗、膨大花托和萼筒作横切面观察。较大或较长的萼片和花瓣一般应将上、中、下等部分分别制成内、外表面片，进行观察比较。

组织构造

苞片、花萼和花冠的构造与叶相似；但其叶肉组织不甚分化，多呈海绵组织状，注意有无分泌组织和内含物；需注意表皮细胞和毛茸的形态及分布差异。花粉粒是鉴别花类生药的重要特征，应注意花粉粒的形状、大小、萌发孔数及形态、外壁雕纹等特征。花粉囊内壁纤维层细胞除外侧平周壁外，其各面壁上常呈网状、条状或点状增厚，具有鉴定意义。雌蕊柱头上各种形态的突起及毛状物也具有鉴别意义。

粉末特征

以花粉粒、非腺毛、腺毛和花粉囊内壁纤维层细胞壁的增厚特征为主要观察点，并注意草酸钙结晶、分泌组织及色素细胞等。

（一）金银花 Lonicerae Japonicae Flos

1. 来源：本品为忍冬科植物忍冬 *Lonicera japonica* Thunb. 的干燥花蕾或带初开的花。

2. 性状：花蕾呈棒状，上粗下细，略弯曲，长 1.5～3 cm，上部直径约 3 mm，下部直径约 1.5 mm。表面黄白色或绿白色，贮久色渐深，密被短柔毛。偶见叶状苞片。花萼绿色，先端 5 裂，裂片有毛，长约 2 mm。开放者花冠筒状，先端二唇形；雄蕊 5，附于筒壁，黄色；雌蕊 1，子房无毛。气清香，味淡、微苦。

3. 显微特征

花蕾表面片或粉末片：①花粉粒类球形或三角形，表面有细密短刺及细颗粒状雕纹，具 3 孔沟。②非腺毛有两种：一种为厚壁非腺毛，单细胞，表面具疣状突起，少数具螺纹；另一种为薄壁非腺毛，单细胞，甚长，弯曲或皱缩，表面有细微疣状突起。③腺毛头部呈倒圆锥形、类圆形或略扁圆形，由 4～33 个细胞呈 2～4 层排列，直径 30～64～108 μm，柄部 1～5 细胞，长可达 700 μm。④草酸钙簇晶直径 6～45 μm，以萼筒组织中最为密集（图 9-1～图 9-3）。

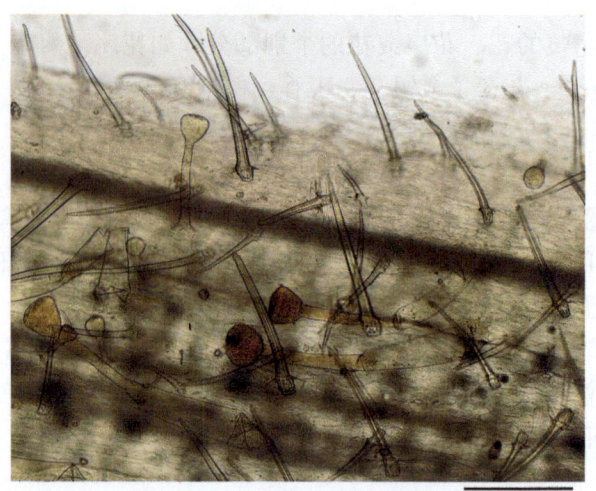

图 9-1　金银花花冠外表面图

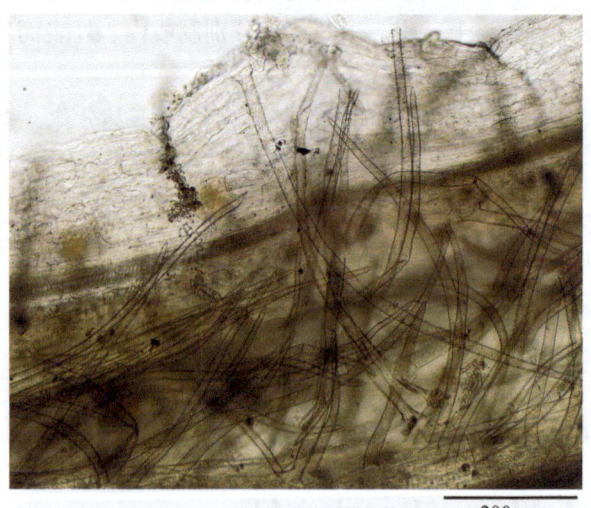

图 9-2　金银花花冠内表面图

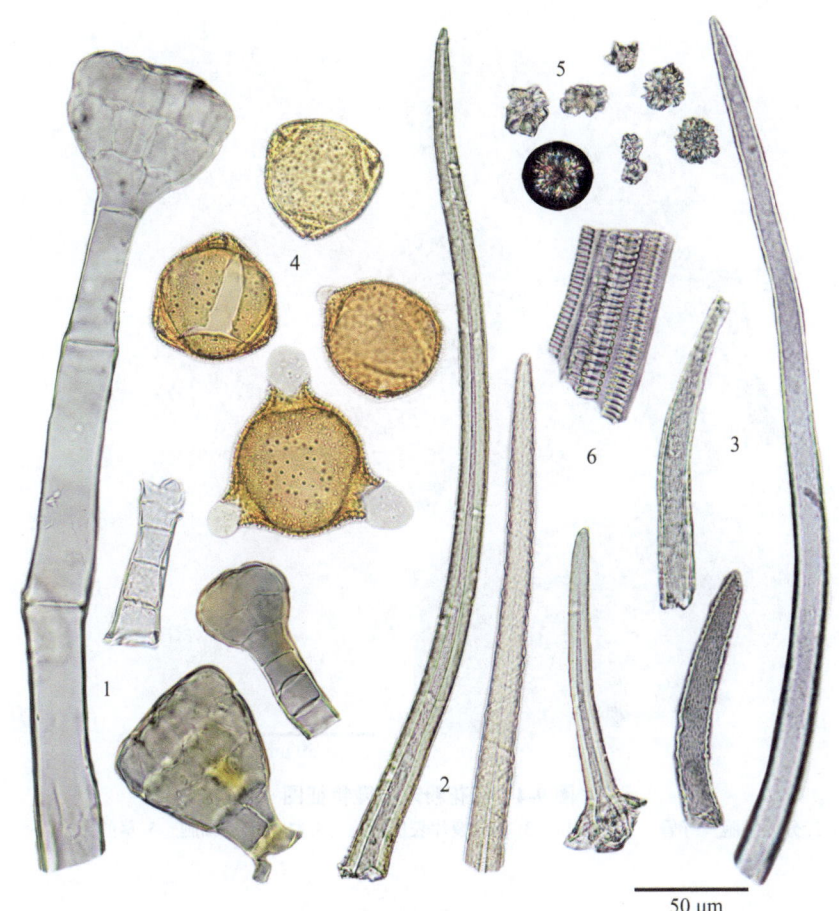

图 9-3　金银花粉末显微特征图
1. 腺毛　2. 厚壁非腺毛　3. 薄壁非腺毛　4. 花粉粒　5. 草酸钙簇晶　6. 导管

（二）红花 Carthami Flos

1. 来源：本品为菊科植物红花 *Carthamus tinctorius* L. 干燥的不带子房的管状花。

2. 性状：本品为不带子房的管状花，长 1～2 cm，表面红黄色或红色。花冠筒细长，先端 5 裂，裂片狭条形，长 5～8 mm；雄蕊 5，花药聚合成筒状，黄白色；花柱细长，露出于花药筒外，顶端微分叉。质柔软。气微香，味微苦。

3. 显微特征：粉末橙黄色。①分泌细胞呈长管状，常位于导管旁，直径约至 66 μm，含黄棕色至红棕色分泌物。②花粉粒类圆形、椭圆形或橄榄形，直径约至 60 μm，具 3 个萌发孔，外壁有齿状突起。③花冠裂片顶端表皮细胞外壁突起呈短绒毛状。④柱头及花柱上部表皮细胞分化成圆锥形单细胞毛，先端尖或稍钝。⑤草酸钙方晶存在于薄壁细胞中，直径 2～6 μm（图 9-4）。

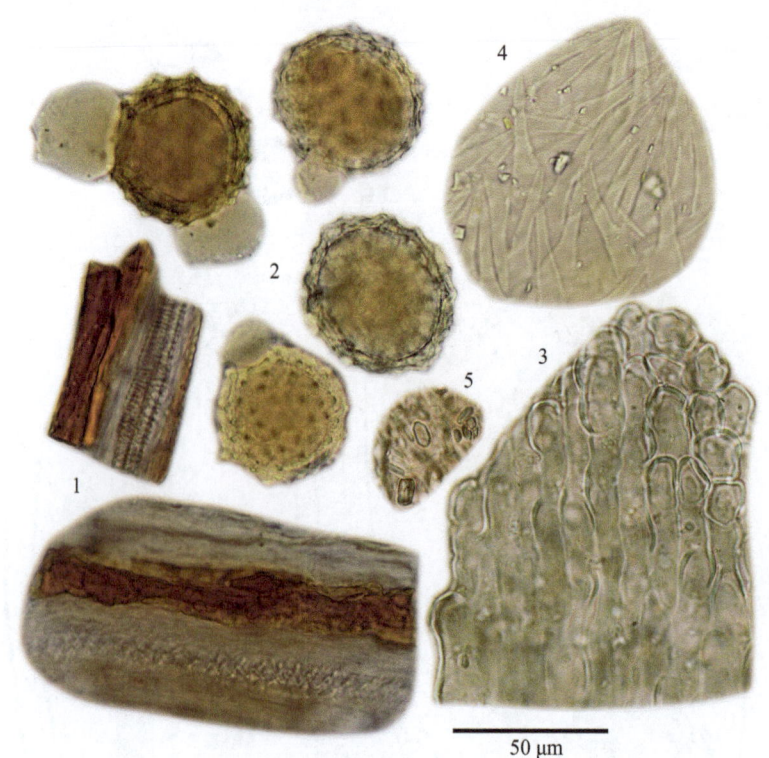

图 9-4　红花粉末显微特征图
1. 分泌细胞及导管　2. 花粉粒　3. 花冠裂片表皮细胞　4. 柱头表皮细胞　5. 草酸钙方晶

（三）西红花 Croci Stigma

1. 来源：本品为鸢尾科植物番红花 *Crocus sativus* L. 的干燥柱头。

2. 性状：柱头呈线形，三分枝，暗红色，长约 3 cm。上部较宽而略扁平，顶端边缘呈不整齐的齿状，内侧有一短裂隙，下端有时残留一小段黄色花柱。体轻，质松软，无油润光泽，干燥后质脆易断。气特异，微有刺激性，味微苦。

取本品浸于水中，可见橙黄色成直线下降，并逐渐扩散，水被染成黄色，无沉淀，柱头呈喇叭状。

3. 显微特征

柱头表面或粉末：橙红色。①柱头碎片表皮细胞由长条形薄壁细胞组成，壁微弯曲，有的外壁凸出呈乳头状或绒毛状，表面隐约可见纤细纹理。②柱头顶端表皮细胞绒毛状，直径 12～56 μm。③花粉粒少见，呈圆球形，直径 60～170 μm，表面有稀疏的细小刺状雕纹，有的外壁破碎或脱落。④导管为环纹导管或螺纹导管，细小，直径 7.5～15 μm。⑤草酸钙结晶少见，呈颗粒状、圆簇状、梭形或类方形，直径 2～14 μm（图 9-5）。

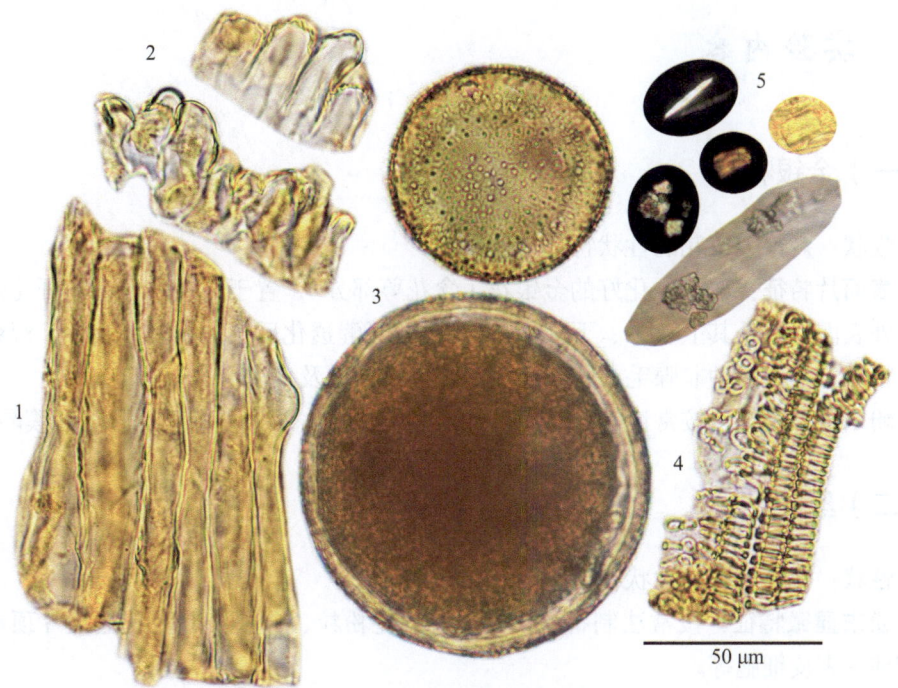

图 9-5　西红花粉末显微特征图
1. 柱头表皮细胞　2. 柱头顶端表皮细胞　3. 花粉粒　4. 导管　5. 草酸钙结晶

二、实验目的

1. 掌握金银花、红花和西红花的性状特征。
2. 掌握金银花的显微特征。
3. 掌握红花及西红花的显微特征及其区别点。
4. 熟悉花类生药的一般鉴定方法及显微鉴定注意点。

三、实验仪器、试剂与材料

显微成像系统（OLYMPUS CX21 型显微镜、明美 MS60 相机、Dell 电脑及相关软件）、酒精灯、镊子、解剖针、刀片、剪刀、载玻片、盖玻片、吸水纸、表面皿。

稀甘油、水合氯醛试液。

金银花和红花药材及粉末，西红花药材和粉末永久片。

四、实验内容

（一）金银花

1. 性状：观察金银花的性状特征。
2. 表面片特征：取已软化好的金银花（含花萼部分），置于载玻片上，撕开花冠（注意内、外表面，以及其上、中、下部位），用水合氯醛透化后，加稀甘油装片。观察表面片显微特征，注意两种非腺毛、腺毛和簇晶的分布部位及多少。
3. 粉末显微特征：按常法制备粉末片，观察花粉粒、两种非腺毛、腺毛和簇晶等。

（二）红花

1. 性状：观察红花的性状特征。
2. 粉末显微特征：按常法制备粉末片，观察花粉粒、分泌细胞、花冠裂片顶端表皮细胞和柱头表皮细胞等。

（三）西红花

1. 性状：观察西红花的性状特征。
2. 粉末显微特征：取西红花粉末永久片，观察柱头表皮细胞、柱头顶端表皮细胞、花粉粒和导管等。

五、实验作业

1. 描述金银花的生药性状。
2. 拍摄并描述金银花的花蕾表面或粉末显微特征。
3. 拍摄和列表比较红花和西红花在性状及显微特征上的区别。

六、思考题

1. 花类生药的主要鉴别点是什么？
2. 红花与西红花的主要区别是什么？在镜检西红花粉末时，发现哪些显微特征即可确定其中有红花掺入？
3. 查阅资料，阐述金银花与山银花在药材性状、显微特征、主要化学成分及其含量等方面的异同。

实验十　种子类生药

一、概述

种子类生药大多用完整的种子；也有用种子的某一部分；尚有用发了芽的种子，如大豆卷；以及用种子的加工制品，如淡豆豉等。

性状鉴定

种子类生药应注意观察种子的形状、大小、颜色、重量及表面特征，如种脐、种脊、合点的位置和形状，各种纹理、突起、毛茸和种阜的有无等。然后剥去种皮，观察胚乳的有无及质地，以及子叶、胚根的形状等。

显微鉴定

对种子类生药，须做横切片和纵切片，重点观察种皮的构造。横切片要通过种子中部；纵切片要通过种脐，如有种脊，应同时通过种脊。有的种皮只有一层细胞，多数种皮由数种不同的组织细胞构成，如黏液细胞层、厚壁细胞层、油细胞层、色素层、石细胞层和营养层等，结构复杂，是显微鉴定的主要特征。此外，胚乳细胞和子叶细胞的形状，壁的厚度，纹孔和含有的营养物质脂肪油、糊粉粒或淀粉粒等，均可作为鉴定特征。糊粉粒的形状、大小和构造常因生药种类而异，尤其是糊粉粒仅存在于种子中，因此在生药鉴定中有重要的意义。有些糊粉粒形状细小，结构简单，只有一层蛋白质膜包裹着一团无定形的蛋白质，有些糊粉粒在无定形基质中包裹着一定形状的内含物，如拟晶体、球状体和草酸钙结晶等。

种子类生药的粉末要注意观察种皮的表面观及断面观，种皮支持细胞、油细胞、色素细胞的有无和形态，以及有无毛茸、草酸钙结晶、糊粉粒和淀粉粒等。

（一）苦杏仁 Armeniacae Semen Amarum

1. 来源：本品为蔷薇科植物山杏 *Prunus armeniaca* L. var. *ansu* Maxim.、西伯利亚杏 *Prunus sibirica* L.、东北杏 *Prunus mandshurica*（Maxim.）Koehne 或杏 *Prunus armeniaca* L. 的干燥成熟种子。

2. 性状：呈扁心形，长 1～1.9 cm，宽 0.8～1.5 cm，厚 0.5～0.8 cm。表面黄棕色至深棕色，一端尖，另端钝圆，肥厚，左右不对称。尖端一侧有短线形种脐，圆端合点处向上具多数深棕色的脉纹。种皮薄，子叶 2，乳白色，富油性。气微，味苦。

3. 显微特征

种子横切面：种皮表皮细胞1列，间有卵圆形、贝壳形或类圆形石细胞，常单个或3~5个相连，突出表皮外，埋于表皮的部位有较大的纹孔。表皮下为多列薄壁细胞，散有小型维管束。外胚乳为1列颓废细胞；内胚乳细胞和子叶薄壁细胞含糊粉粒及脂肪油（图10-1）。

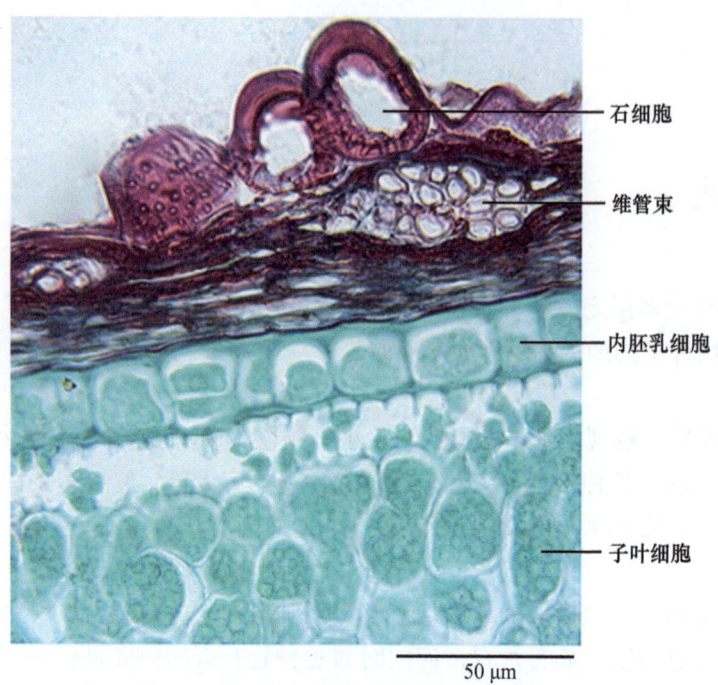

图 10-1　苦杏仁横切面组织构造图

山杏粉末：黄白色。①种皮石细胞单个散在或数个成群，黄棕色至棕色；侧面观大多呈贝壳形、卵圆形或类圆形，底部较宽，壁厚3~5 μm，层纹无或少见，孔沟甚密；上部壁厚5~10 μm，层纹明显，孔沟少；表面观呈类圆形、类多角形，纹孔大而密。②内胚乳细胞和子叶细胞含糊粉粒及油滴；较大的糊粉粒中有细小的草酸钙簇晶，直径2~6 μm。此外还有皱缩的种皮外表皮细胞、螺纹导管等（图10-2）。

4. 理化特征：本品含苦杏仁苷，苦味酸钠反应阳性。

（二）桃仁 Persicae Semen

桃仁为蔷薇科植物桃 *Prunus persica*（L.）Batsch 或山桃 *Prunus davidiana*（Carr.）Franch. 的干燥成熟种子。桃仁呈扁长卵形，长1.2~1.8 cm，宽0.8~1.2 cm，厚0.2~0.4 cm；表面密被细小颗粒状突起，基部钝圆稍偏斜。山桃仁呈类卵圆形，较小而肥厚。含苦杏仁苷与杏仁酶。性平，味苦、甘。能活血祛瘀，润肠通便。用于经闭痛经、跌打损伤、肠燥便秘。

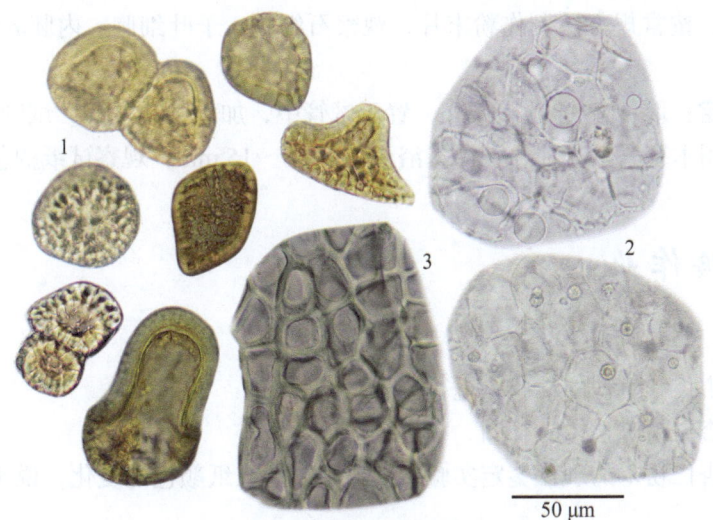

图 10-2　苦杏仁粉末显微特征图
1. 石细胞　2. 子叶细胞　3. 内胚乳细胞

二、实验目的

1. 掌握苦杏仁的性状、显微鉴定和理化鉴定方法。
2. 了解苦杏仁与桃仁之间的区别。

三、实验仪器、试剂与材料

显微成像系统（OLYMPUS CX21 型显微镜、明美 MS60 相机、Dell 电脑及相关软件）、水浴锅、酒精灯、镊子、解剖针、载玻片、盖玻片、吸水纸、苦味酸钠试纸、试管、木塞。

稀甘油、水合氯醛试液、蒸馏水。

苦杏仁药材、粉末、横切面石蜡切片；桃仁药材。

四、实验内容

1. 性状：观察苦杏仁和桃仁的性状特征，比较二者之间存在的差别。

2. 显微鉴定

横切面：取苦杏仁种子横切片，观察横切片组织构造特征。

粉末特征：按常规方法制作粉末片，观察石细胞、子叶细胞、内胚乳细胞、糊粉粒和油滴等。

3. 理化鉴定：取苦杏仁粉末 0.5 g，置于试管中，加水数滴浸润，试管口悬挂一条苦味酸钠试纸。用木塞紧紧塞住，在沸水浴上加热 10～15 min，观察试纸颜色的变化。

五、实验作业

1. 观察苦杏仁和桃仁的性状，进行描述。
2. 拍摄苦杏仁粉末显微特征图，并进行描述。
3. 进行苦杏仁粉末的理化鉴定实验，观察并描述试纸颜色的变化，说明原因。

六、思考题

种子类生药在性状鉴定及显微鉴定中应注意哪些特征？

实验十一　果实类生药

一、概述

果实类生药来自于完整的果实或果实的一部分。采用完整果实的，如五味子、小茴香、山楂、牛蒡子等；采用果皮或其中一部分的，如陈皮、山萸肉、丝瓜络、大腹皮；采用核果的果核的，如樱桃核、蕤核；采用果柄或宿萼的，如甜瓜蒂、柿蒂；采用整个果穗的，如桑葚和荜茇等。应注意完整的果实包括种子。

性状鉴定

果实类生药应注意观察果实的类型、形状、大小、颜色、表面和切面特征；果实顶部有时可见残余的花被、宿存的花柱或疤痕，基部有时可见宿萼、果柄或果柄痕。果实类生药的表面多平滑，有的也有毛茸、疣点、棱脊、皱纹及油点等。果皮的质地可分为肉质、革质、膜质和坚硬木质；如各层果皮质地有显著差异，应分别观察。在横切面上应注意果室的数目、室中种子数目及着生情况。有些果实类生药具有香气及特殊的味，可作为鉴别生药真伪优劣的重要依据，如小茴香具有特异香气，枸杞子味甜，鸦胆子味极苦等。

显微鉴定

果实类生药一般做横切片和粉末片观察其显微特征。果实由果皮和种子组成。果皮分外果皮、中果皮及内果皮三部分；内、外果皮分别相当于叶的上、下表皮，中果皮相当于叶肉。外果皮常为1列表皮细胞，外被角质层，有的有少数气孔，有的可见表皮毛，有的含有色素。中果皮一般为多列薄壁细胞，有细小维管束散布，有可能存在厚壁细胞和分泌组织等。内果皮变异较大，有的为一层薄壁细胞，有的散在石细胞，有的为结晶细胞层，也有分化为纤维层的。伞形科植物果实的内果皮特殊，为一层镶嵌细胞层。种子的显微构造见种子类生药部分。

果实类生药的粉末注意观察外果皮细胞的形状、垂周壁的增厚状况、角质层纹理和非腺毛、腺毛的有无，以及中果皮、内果皮的细胞形态等特征。种子的粉末显微特征见种子类生药部分。

（一）小茴香 Foeniculi Fructus

1. 来源：本品为伞形科植物茴香 *Foeniculum vulgare* Mill. 的干燥成熟果实。

2. 性状：本品为双悬果，呈圆柱形，有的稍弯曲，长 4～8 mm，直径 1.5～2.5 mm。表面黄绿色或淡黄色，两端略尖，顶端残留黄棕色突起的柱基，基部有时有细小的果梗。分果呈长椭圆形，背面有纵棱 5 条，接合面平坦而较宽。横切面略呈五边形。有特异香气，味微甜、辛。

3. 显微特征

分果横切面：略呈五边形。外果皮为 1 列扁平细胞，外被角质层。中果皮接合面有油管 2 个，背面棱脊间各有油管 1 个，共有油管 6 个；棱脊部位有维管束柱，由 2 个外韧型维管束及纤维束连接而成，木质部有少数细小导管，维管束柱内外侧均有多个木化网纹细胞。内果皮为 1 列扁平薄壁细胞，细胞长短不一。种皮细胞扁长，含棕色物，在分果接合面有种脊维管束。胚乳细胞多角形，含多数糊粉粒，糊粉粒中含有细小的草酸钙簇晶（图 11-1）。

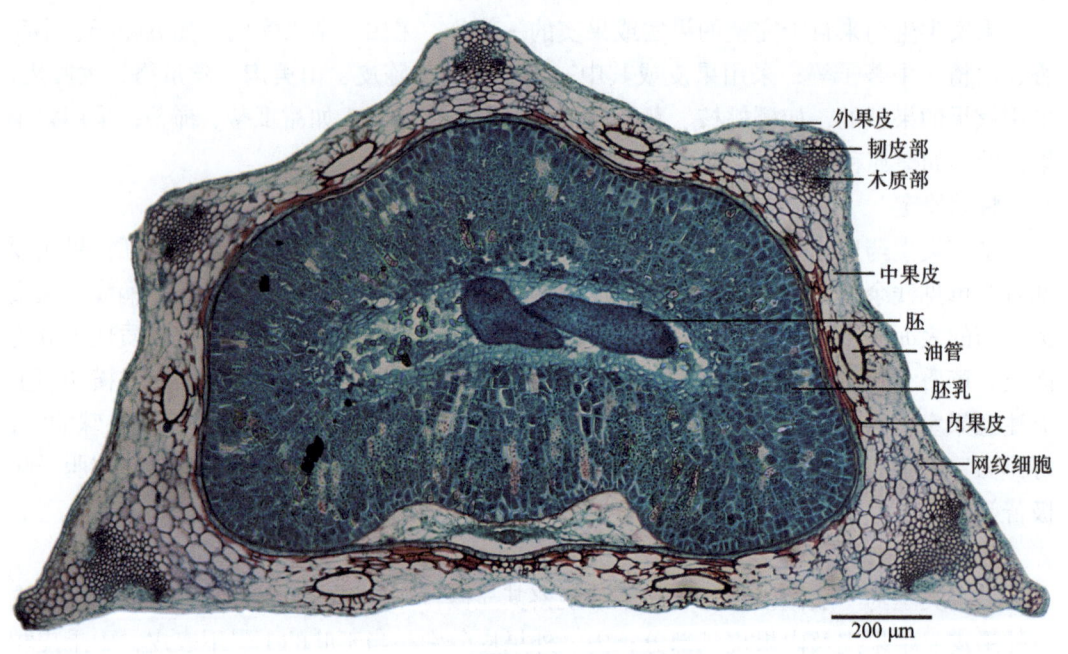

图 11-1　小茴香横切面组织构造图

粉末：黄棕色。①油管碎片黄棕色或深红棕色，分泌细胞多角形，含深色分泌物（图 11-2）。②网纹细胞类长方形或类圆形，壁稍厚，木化，有大型网状纹孔。③内果皮细胞狭长形，常 5～8 个细胞平行排列为一组，各组以其长轴相互作不规则方向镶列，称为镶嵌细胞。④外果皮细胞多角形，壁稍厚；气孔偶见，类圆形。⑤胚乳细胞多角形，含多数细小的糊粉粒，糊粉粒中含有细小的草酸钙簇晶。此外，还可见具纹孔的木薄壁细胞、种皮细胞等（图 11-3）。

实验十一　果实类生药

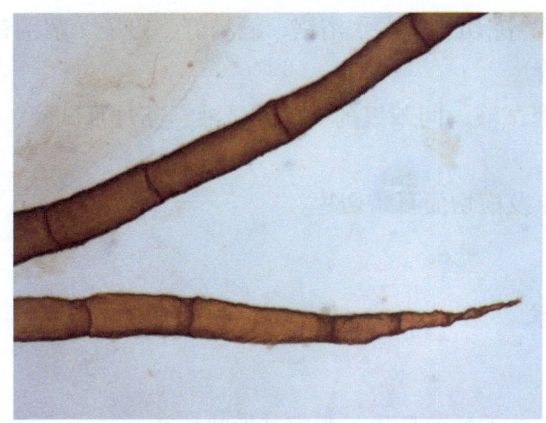

图11-2　小茴香解离组织图，示油管

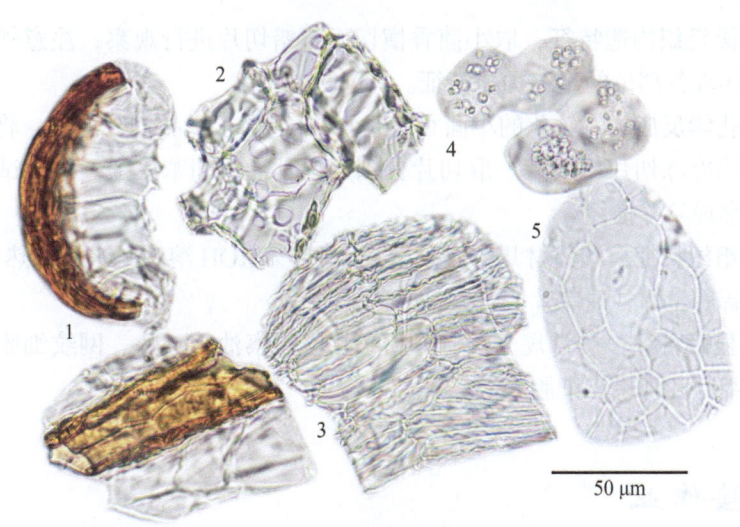

图11-3　小茴香粉末显微特征图
1.油管碎片　2.网纹细胞　3.内果皮镶嵌细胞　4.胚乳细胞及糊粉粒　5.外果皮细胞

二、实验目的

1. 掌握小茴香的药材性状及显微特征。
2. 掌握果实类生药的一般鉴别方法及其显微鉴别注意点。
3. 熟悉冰冻切片和解离组织片的制备方法。
4. 熟悉常见的显微化学反应。

三、实验仪器、试剂与材料

显微成像系统（OLYMPUS CX21型显微镜、明美MS60相机、Dell电脑及相关软件）、徕卡 CM1950 型冷冻切片机、水浴锅、酒精灯、镊子、解剖针、载玻片、盖玻片、吸水纸、表面皿、试管。

稀甘油、水合氯醛试液、间苯三酚-硫酸试液、苏丹Ⅲ试液、5% KOH 溶液、组织冰冻切片 OCT 包埋剂。

小茴香药材、粉末及横切面石蜡切片。

四、实验内容

1. 性状鉴定：取小茴香的双悬果，观察其性状特征。

2. 显微鉴定

（1）**横切面组织构造特征**：取小茴香横切面石蜡切片进行观察，注意外果皮、中果皮、内果皮和胚乳各部位的组织构造特征。

（2）**显微化学反应**：将软化的小茴香使用 OCT 包埋于样品托，冷冻，将样品托装在样品头上，采用冷冻切片机切片。取切片分别用稀甘油、间苯三酚-硫酸试液、苏丹Ⅲ试液装片，观察现象并描述。

（3）**解离组织特征**：取药材几粒放入试管，加 5% KOH 溶液，水浴加热 10~20 min。剥取果皮，分解后，稀甘油装片，观察油管等。

（4）**粉末显微特征**：按常规方法制作粉末片，观察油管碎片、网纹细胞、内果皮镶嵌细胞、胚乳细胞和外果皮细胞等。

五、实验作业

1. 观察小茴香的性状，描述其特征。

2. 将小茴香冰冻切片机横切片分别用稀甘油、间苯三酚-硫酸试液、苏丹Ⅲ试液装片，对比观察，描述实验现象。

3. 拍摄小茴香解离组织和粉末显微特征照片，并描述主要特征。

六、思考题

1. 什么是镶嵌细胞？
2. 观察果实类生药时需要注意什么？

实验十二　全草类生药

一、概述

全草类生药是可供药用的草本植物全株或其地上部分。该类生药中，大多数生药为草本植物的地上部分，如薄荷、广藿香、荆芥等；有的是带根和根茎的全株，如蒲公英、车前草等；有的是小灌木的草质茎，如麻黄；有的则是地上部分草质茎，如石斛。

全草类生药常常是由植物全体或地上部分直接干燥而来，生药特征一般能反映原植物的特征，因此原植物的分类学鉴定对该类生药的鉴定尤为重要。

全草类生药所涉及的药用部位包括根、根茎、茎、叶、花、果实与种子。各药用部位的鉴别要点，本书各个实验部分已分别论述，在此不再重复。

薄荷 Menthae Haplocalycis Herba

1. 来源：本品为唇形科植物薄荷 Mentha haplocalyx Briq. 的干燥地上部分。

2. 性状：茎呈方柱形，有对生分枝，长15～40 cm，直径0.2～0.4 cm；表面紫棕色或淡绿色，棱角处具茸毛；有明显的节，节间长2～5 cm；质脆，断面白色，髓部中空。叶对生，有短柄；叶片皱缩卷曲，完整者展平后呈宽披针形、长椭圆形或卵形，长2～7 cm，宽1～3 cm；上表面深绿色，下表面灰绿色，稀被茸毛，有凹点状腺鳞。茎上部腋生轮伞花序；花萼钟状，先端5齿裂；花冠淡紫色。揉搓后有特异清凉香气，味辛凉。

3. 显微特征

（1）茎横切面：呈四方形。表皮为1列长方形细胞。皮层薄壁细胞数列，排列疏松，四棱角处由厚角细胞组成。内皮层明显。韧皮部狭窄。形成层成环。木质部在四棱处发达。髓薄壁细胞大，中心常有空洞（图12-1）。

（2）叶片横切面：上表皮细胞呈长方形，下表皮细胞细小扁平，具气孔；上、下表皮有多数凹陷，内有大型特异的扁球形腺鳞。叶肉栅栏组织为1～2列细胞，海绵组织为4～5列细胞，叶肉细胞含橙皮苷结晶。中脉维管束外韧型，老叶韧皮部和木质部外侧及中脉维管束对应的上、下表皮细胞内侧有厚角组织（图12-2）。

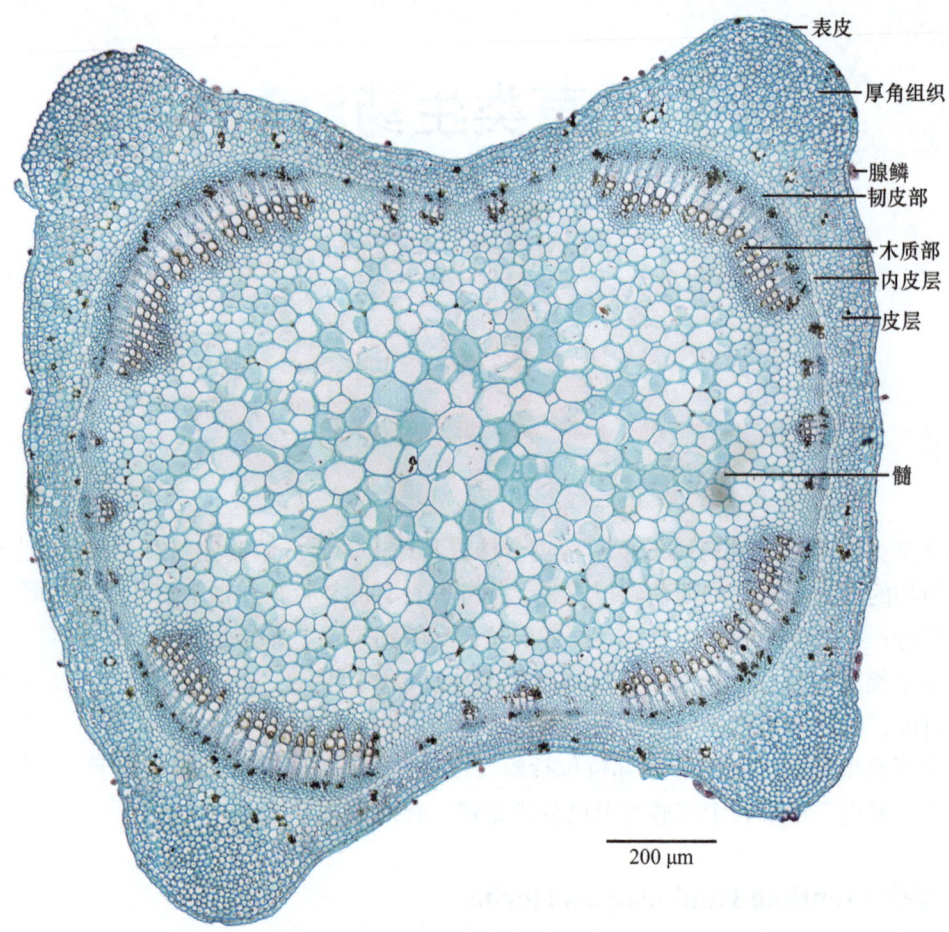

图 12-1　薄荷茎横切面组织构造图

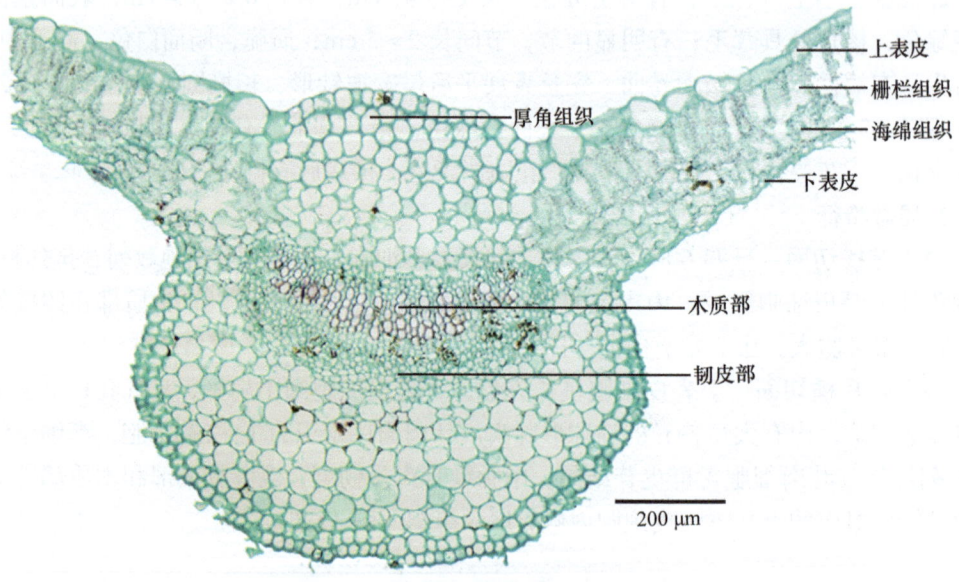

图 12-2　薄荷叶片横切面组织构造图

（3）叶表面观：上、下表皮细胞不规则形，垂周壁波状弯曲；下表皮气孔较多，直轴式（图12-3）。腺鳞头部6～8个细胞，直径约100 μm，柄单细胞；小腺毛头部椭圆形，单细胞，柄部多为单细胞；非腺毛1～8个细胞，常弯曲，壁厚，微具疣状突起（图12-4）。

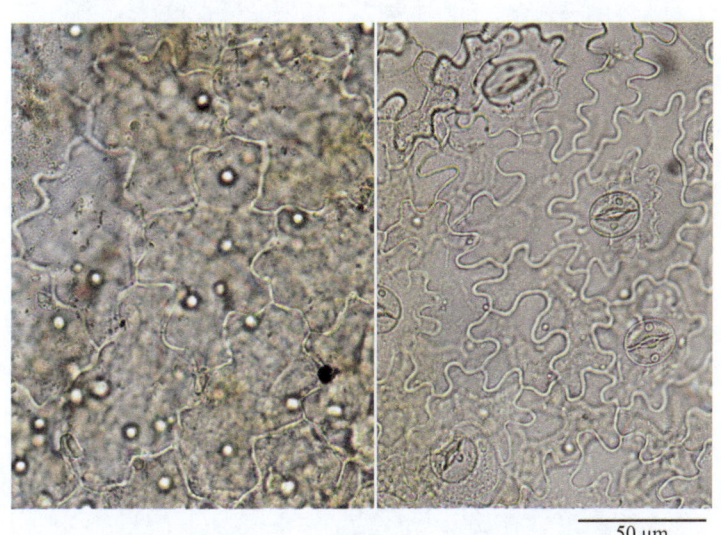

图12-3　薄荷叶上表皮细胞、下表皮细胞及气孔图

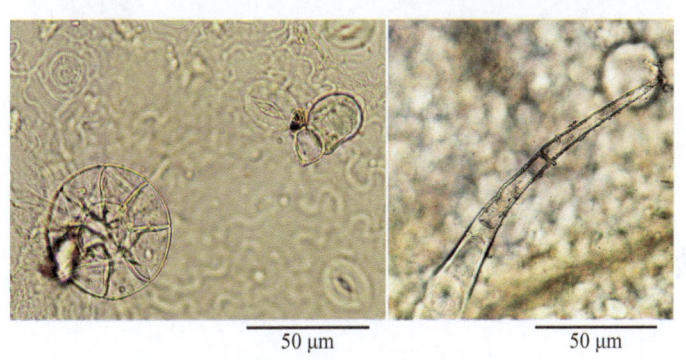

图12-4　薄荷叶腺鳞、小腺毛及非腺毛图

（4）粉末特征：淡黄绿色，气清香，味辛凉。①腺鳞由头部、柄部组成。头部顶面观圆形，侧面观扁球形；直径60～100 μm，由6～8个分泌细胞组成，内含淡黄色分泌物。柄极短，单细胞，基部四周表皮细胞10余个，呈辐射状排列。②小腺毛头部椭圆形，单细胞，直径15～26 μm，内含淡黄色分泌物；柄部多为单细胞。③完整的非腺毛由1～8个细胞组成，常弯曲，壁厚2～7 μm，外壁有细密疣状突起。④橙皮苷结晶存在于茎、叶表皮细胞及薄壁细胞中，淡黄色，略呈扇形或不规则形，隐约可见放射状纹理。⑤叶片表皮细胞表面观不规则形，垂周壁波状弯曲；下表皮气孔较多，直轴式，副卫细胞2个。⑥茎表皮细胞表面观呈类多角形或类长方形，垂周壁稍厚，较平直，表面有角质纹理。此外，还可见木纤维和导管等（图12-5）。

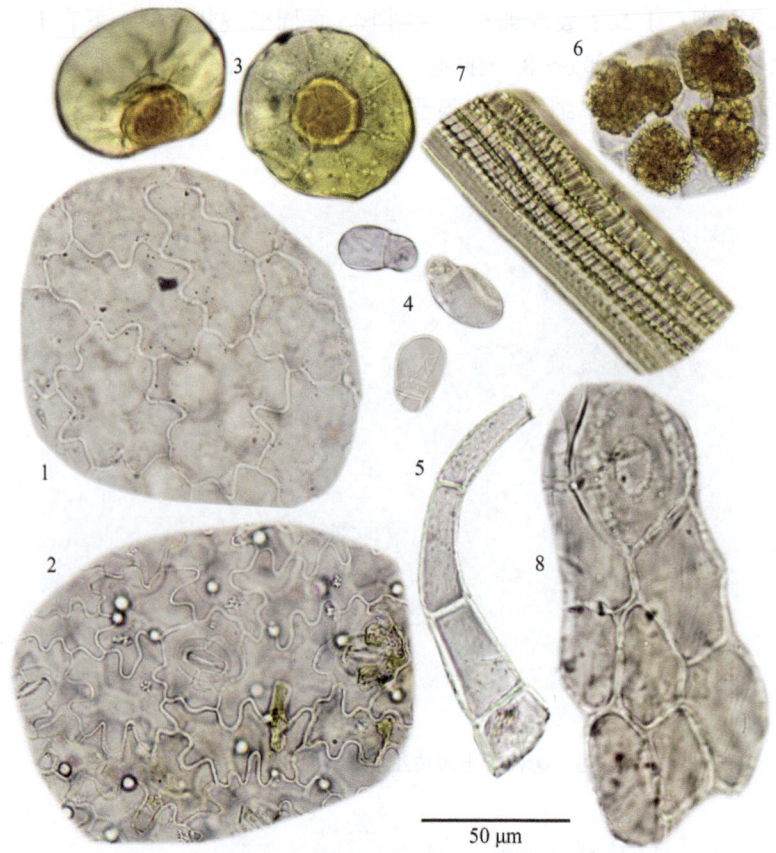

图12-5 薄荷粉末显微特征图
1. 叶上表皮细胞 2. 叶下表皮细胞及气孔 3. 腺鳞 4. 小腺毛
5. 非腺毛 6. 橙皮苷结晶 7. 导管及木纤维 8. 茎表皮细胞

二、实验目的

1. 掌握薄荷的性状和显微鉴定特征。
2. 熟悉全草类生药的鉴定方法。
3. 掌握叶表面显微标本片的制法。

三、实验仪器、试剂和材料

显微成像系统（OLYMPUS CX21型显微镜、明美MS60相机、Dell电脑及相关软件）、酒精灯、镊子、解剖针、剪刀、载玻片、盖玻片、吸水纸。

稀甘油、水合氯醛试液、纯净水。

薄荷药材、鲜薄荷、薄荷茎横切面石蜡切片、薄荷叶片横切面石蜡切片、薄荷粉末。

四、实验内容

(一) 性状鉴定

取薄荷药材,按全草类药材常规方法进行观察。注意用温水把皱缩的叶片泡开后进行观察。

(二) 显微鉴定

1. 茎横切面:取薄荷茎横切面石蜡切片,先在低倍镜下观察各种组织(表皮、厚角组织、皮层、内皮层、韧皮部、形成层、木质部、髓)的分布情况;然后在高倍镜下观察。

2. 叶片横切面:取薄荷叶横切面石蜡切片,先在低倍镜下观察,然后在高倍镜下放大观察。注意观察各种组织、细胞及其内含物(上表皮、下表皮、腺鳞、小腺毛、非腺毛、气孔、栅栏组织、海绵组织、橙皮苷结晶、维管束、厚角组织)的情况。

3. 叶上、下表面片:取新鲜的薄荷叶一片,用刀片在叶片中部切取一小块,透化后切开,一正一反放在载玻片上,封藏;观察各种显微特征(上表皮细胞、下表皮细胞和气孔、腺鳞、小腺毛和非腺毛等)。

或用镊子直接撕取新鲜薄荷叶片中部的上、下表皮,叶表朝上置于载玻片上,装片观察显微特征。

4. 粉末:取薄荷粉末,按常规方法制备粉末片,观察各种显微特征(腺鳞、小腺毛、非腺毛、上表皮碎片、下表皮碎片、橙皮苷结晶、茎表皮等)。

五、实验作业

1. 描述薄荷药材的性状特征。
2. 拍摄薄荷茎和叶片横切面照片,并标注各类显微特征,描述它们的特征。
3. 拍摄薄荷叶上表面片和叶下表面片,标注各类显微特征,并描述它们的特征。
4. 拍摄薄荷粉末中各种显微特征的照片,并描述它们的特征。

六、思考题

1. 来源于双子叶植物草质茎和叶的生药的横切面组织构造有哪些特征?
2. 查阅资料,阐述薄荷的来源、产地、化学成分、药理作用及主要功效。

实验十三 动物类生药

一、概述

动物类生药是指用动物的全体或某一部分、生理或病理产物、加工品等入药的一类生药。

性状鉴定

在鉴别动物类生药时，先明确生药来源，确定是动物全体入药，还是动物的某一部分入药；是以动物的生理分泌物入药，还是动物的病理产物或加工品入药。特别要注意是否有同一动物的非药用部分或来源于不同动物的同一药用部分的混入。注意观察动物类生药的形状、大小、颜色、表面特征（纹理、突起、附属物和裂缝等）、质地、断面、气和味等性状特点。对完整的动物类生药，可根据其形态特征，查阅动物分类检索表，确定其品种。对蛇类生药如乌梢蛇、金钱白花蛇等，主要根据其鳞片的数目、大小和形态等特征来进行鉴别。

显微鉴定

动物类生药进行显微鉴定时，根据不同的鉴别对象制作显微标本片，包括粉末片、动物组织切片或磨片（如贝壳类和角骨类）等。动物全体入药的生药应注意体壁碎片的颜色、形态、表面纹理；刚毛的形态、大小及颜色；肌纤维和骨碎片的颜色、形状、骨陷窝形态与排列方式，骨小管形状以及是否明显等。对带有鳞片的动物药还应注意鳞片表面纹理及角质增厚特征。对生理和病理产物应注意团块的颜色及其包埋物的性质特征，表皮脱落组织，毛茸及其他细胞的形状、大小、颜色等特征。对角骨类生药应注意碎块的形状、颜色、横断面和纵断面观的形态特征以及色素颗粒颜色等。

理化鉴定及 DNA 分子鉴定

动物类生药的活性成分可能包括氨基酸、多肽、蛋白质、甾体类（如胆汁酸、蟾毒灵、黄体酮、蜕皮素、角鲨胺）、生物碱类毒素（如沙海葵毒素、河豚毒素）、萜类（如斑蝥素、类胡萝卜素）等。随着现代科学技术的发展，很多分析技术如光谱法、超高效液相色谱-质谱法、差热分析技术、X射线衍射法等已成为鉴别动物药真伪、评价其内在质量的重要手段。DNA 条形码技术和聚合酶链反应法也已成为一些动物药的重要鉴别方法。例如，2020 年版《中华人民共和国药典》采用超高效液相色谱-质谱法测定阿胶中特征多肽驴源多肽 A_1、A_2 的含量；采用聚合酶链反应法鉴别金钱白花蛇、乌梢蛇和蕲蛇的真伪。

全蝎 Scorpio

1. 来源：本品为钳蝎科动物东亚钳蝎 *Buthus martensii* Karsch 的干燥体。

2. 性状：本品头胸部与前腹部呈扁平长椭圆形，后腹部呈尾状，皱缩弯曲，完整者体长约 6 cm。头胸部呈绿褐色，前面有 1 对短小的螯肢和 1 对较大的钳状脚须，形似蟹螯，背面覆有梯形背甲，腹面有足 4 对，均为 7 节，末端各具 2 爪钩。前腹部由 7 节组成，背甲上有 5 条隆脊线。后腹部棕黄色，6 节，节上均有纵沟，末节有锐钩状毒刺，毒刺下方无距。气微腥，味咸。

3. 显微特征：粉末黄棕色或淡棕色。①横纹肌纤维多碎断，具有明暗相间的带状纹理。②体壁碎片棕黄色、绿黄色或黄绿色。外表皮表面观呈多角形网格样纹理，表面密布细小颗粒，可见毛窝、细小圆孔和瘤状突起。内表皮无色，有横向条纹，内、外表皮纵贯较多长短不一的微细孔道。③刚毛红棕色，多碎断，先端锐尖或钝圆，基部稍窄而色淡，具纵直纹理，髓腔细窄。④脂肪油滴极多，散在，近无色或淡黄色（图13-1）。

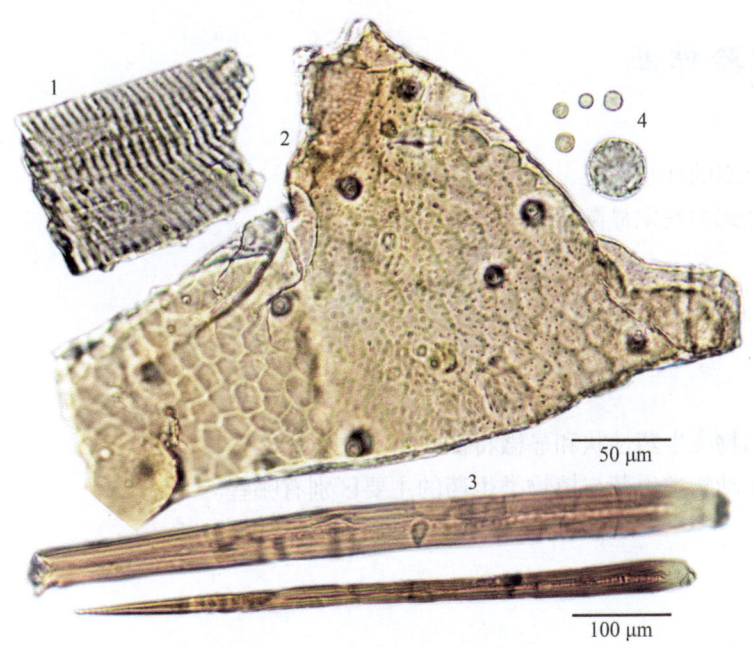

图 13-1　全蝎粉末显微特征图
1. 横纹肌纤维　2. 体壁碎片　3. 刚毛　4. 油滴

二、实验目的

1. 熟悉动物类生药的一般鉴别方法及其显微鉴定注意点。
2. 掌握全蝎的性状和显微特征。

三、实验仪器、试剂与材料

显微成像系统（包括 OLYMPUS CX21 型显微镜、明美 MS60 相机、Dell 电脑及相关软件）、酒精灯、镊子、解剖针、载玻片、盖玻片、吸水纸。

稀甘油、水合氯醛试液。

全蝎药材及粉末。

四、实验内容

1. 性状鉴定：取全蝎药材观察其性状特征，注意后腹部的毒刺，避免扎伤。

2. 显微鉴定

全蝎粉末片：按常规方法制片，观察横纹肌纤维、体壁碎片、刚毛和油滴等。

五、实验作业

1. 观察全蝎的性状特征，并描述。
2. 拍摄全蝎的粉末显微特征图，并描述。

六、思考题

1. 观察动物类生药性状和显微特征时需要注意什么？
2. 试简述动物类生药与植物类生药的主要区别有哪些。

实验十四　矿物类生药

一、概述

矿物类生药包括可供药用的天然矿物、矿物加工品及动物化石等，是以无机化合物为主要成分的一类重要药物。

因为阳离子通常对药效起着重要的作用，所以从药学的观点，矿物类生药常以阳离子为依据进行分类。常见的矿物类生药包括钠化合物类（如芒硝和大青盐等）、钙化合物类（石膏、龙骨和钟乳石等）、汞化合物类（朱砂、轻粉和红粉等）、砷化合物类（雄黄、雌黄和信石等）、硅化合物类（白石英、玛瑙、浮石和滑石等）、铁化合物类（赭石、磁石和自然铜等）。

性状鉴定

根据矿物的一般性质进行鉴定，除外形、颜色、质地、气味等检查外，还应注意检查其硬度、条痕、透明度、解理、断口、磁性及比重等。

条痕指矿物粉末的颜色，即矿物在白色毛瓷板上划过后所留下的线条颜色。条痕比矿物的表面颜色更为固定，因而具有鉴定意义。有的矿物粉末颜色与表面颜色相同，如辰砂。有的颜色不相同，如磁石（磁铁矿）和赭石（赤铁矿）两者表面均为灰黑色，不易区分，但磁石条痕为黑色，赭石条痕为樱桃红色，故可区分。矿物受力后沿一定结晶方向裂开成光滑平面的性质称为解理。解理是某些结晶物质特有的性质，其形成和晶体构造的类型有关，如云母、方解石可完全解理，石英没有解理。矿物受力后不是沿一定结晶方向断裂而形成的断裂面称为断口。断口形状有锯齿状、平坦状、贝壳状、参差状等。

显微鉴定

粉末状的矿物生药可用显微镜观察其形状、透明度和颜色等，如朱砂的粉末。矿物药经过磨片后，可以使用透射偏光显微镜研究透明的非金属矿物的晶形、解理和化学性质，如折射率、双折射率；用反射偏光显微镜对不透明与半透明的矿物进行形态、光学性质和某些必要物理常数的测定。

理化鉴定

利用物理和化学分析方法，对矿物药所含主要化学成分进行定性和定量分析，鉴定生药品质的优良度。对外形和粉末无明显特征的生药或剧毒的生药，如玄明粉、信石等进行物理和化学分析尤为重要。2020年版《中华人民共和国药典》规定了一些矿物药的含量测定，如芒硝、白矾和雄黄等。随着现代科学技术的迅速发展，很多新技术已应用于矿物药的研究，如扫描电子显微镜、X射线衍射技术、核磁共振、原子吸收光谱、高效液相色谱-电感耦合等离子体质谱、近红外和拉曼光谱技术、原子荧光光谱法等。

二、实验目的

1. 掌握朱砂和石膏的性状。
2. 熟悉矿物类生药的性状鉴定方法。
3. 了解常用矿物类生药的显微鉴定和理化鉴定方法。

三、实验仪器、试剂与材料

试管、具小孔的软木塞、铜片、酒精灯、坩埚、漏斗、水浴锅、蒸发皿、白色毛瓷板。

盐酸-硝酸（3:1）溶液、氢氧化钠试液、氯化钡试液、盐酸、稀盐酸。

朱砂药材和粉末、石膏药材。

四、实验内容

1. 性状： 朱砂为粒状或块状集合体，呈颗粒状或块片状。鲜红色或暗红色，条痕红色至褐红色，具光泽。体重，质脆。气微，味淡。

石膏为纤维状的集合体，呈长块状、板块状或不规则块状。白色、灰白色或淡黄色，有的透明。体重，质软，纵断面具绢丝样光泽。气微，味淡。

2. 理化鉴定

（1）取朱砂粉末，用盐酸湿润后，在光洁的铜片上摩擦，铜片表面显银白色光泽，加热烘烤，银白色即消失。

（2）取朱砂粉末2 g，加盐酸-硝酸（3:1）溶液2 ml使其溶解，蒸干，加水2 ml溶解，滤过，滤液分置于2个试管中，一管中加氢氧化钠试液1~2滴，产生黄色沉淀；另一管中加氯化钡试液，生成白色沉淀。

（3）取约2 g石膏，置于具有小孔的软木塞的试管中，灼烧，可见石膏变成不透明体，管壁有水生成，示含水硫酸钙变为无水硫酸钙，结晶水逸出。

从试管中取出少量粉末，加稀盐酸约5 ml，加热使溶解，加氯化钡试液生成白色沉淀。

五、实验作业

描述朱砂和石膏药材性状和理化鉴定原理。

六、思考题

1. 条痕、硬度、脆性、解理、断口的含义是什么？在矿物类生药的鉴定上有何意义？
2. 什么是矿物类生药的本色、外色、假色和条痕色？

实验十五　中成药显微鉴定

一、概述

（一）中成药显微鉴定的方法

1. 中成药是根据规定的处方，将药材饮片按规定的方法制成丸、散、膏、丹、锭、片、颗粒剂等剂型，供病人内服或外用的药物。由于很多中成药是由生药粉末入药，所以可以利用显微镜观察中成药中生药的组织碎片、细胞和内含物等显微特征，从而鉴别制剂的处方组成。

2. 中成药显微鉴定，应根据处方组成，对各味药的粉末特征进行分析、比较，排除各味药间的类似细胞、组织与内含物，找出各味药中各自专属性较强的显微特征，以此作为鉴别依据。

3. 中成药显微鉴定时，取样方法因剂型而异。粉末状的散剂和胶囊剂（内容物为颗粒状时应研细）可直接挑取少量粉末装片；片剂刮取切面或研碎后取样；水丸和锭剂等用研钵研碎后，取少量装片。蜜丸应将药丸切开，从切面由外至中央挑取少量装片。对于含有药用辅料（如淀粉、蜂蜜、姜汁等）的中成药，可以采用离心沉淀等方法去除这些药用辅料，浓缩显微特征。

制片时以斯氏液或稀甘油装片观察淀粉粒，用水合氯醛试液装片（不加热）观察菊糖，加热透化装片观察其他组织和细胞。

（二）二陈丸

1. 处方：陈皮 250 g　半夏（制）250 g　茯苓 150 g　甘草 75 g

2. 制法：以上四味，粉碎成细粉，过筛，混匀。另取生姜 50 g，捣碎，加水适量，压榨取汁，与上述粉末泛丸，干燥，即得。

3. 性状：本品为灰棕色至黄棕色的水丸；气微香，味甘、微辛。

4. 显微鉴定：取水丸研碎后的粉末，制作粉末片，置于显微镜下观察。

（1）陈皮：草酸钙方晶成片存在于中果皮薄壁细胞中，直径 3~34 μm，长可达 50 μm。外果皮细胞表面观类多角形或类长多角形，气孔类圆形，少见，直径约 20 μm（图 15-1）。

实验十五 中成药显微鉴定

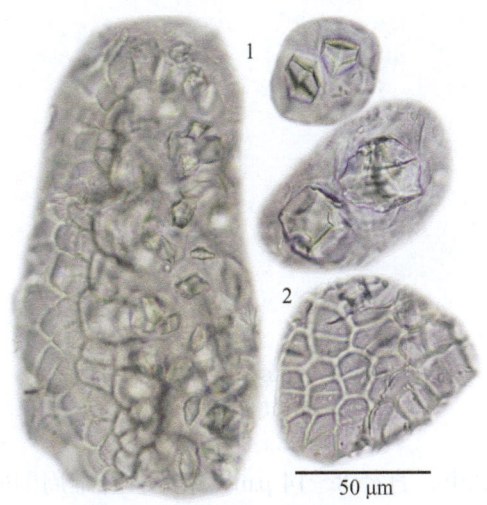

图 15-1 陈皮粉末显微特征图
1. 方晶　2. 外果皮细胞

（2）半夏：草酸钙针晶成束，长 32～144 μm，存在于类圆形或椭圆形黏液细胞中或散在；淀粉粒单粒类圆形、半圆形或圆多角形，直径 2～20 μm，脐点裂缝状、人字状或星状；复粒由 2～6 分粒组成（图 15-2）。

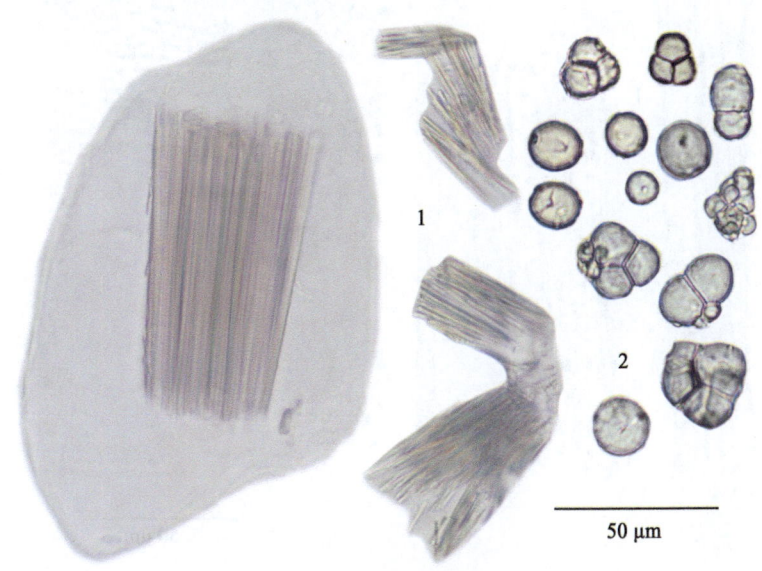

图 15-2 半夏粉末显微特征图
1. 针晶束　2. 淀粉粒

（3）茯苓：团块不规则颗粒状和分枝状，无色，遇水合氯醛试液加热溶化；菌丝无色或淡棕色，细长，稍弯曲，直径 4～6 μm（图 15-3）。

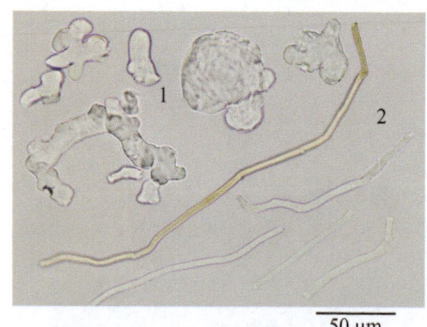

图 15-3 茯苓粉末显微特征图
1. 团块　2. 菌丝

（4）甘草：纤维多成束，直径 8~14 μm，壁厚；纤维周围薄壁细胞含草酸钙方晶，形成晶纤维；具缘纹孔导管大，多破碎（图 15-4）。

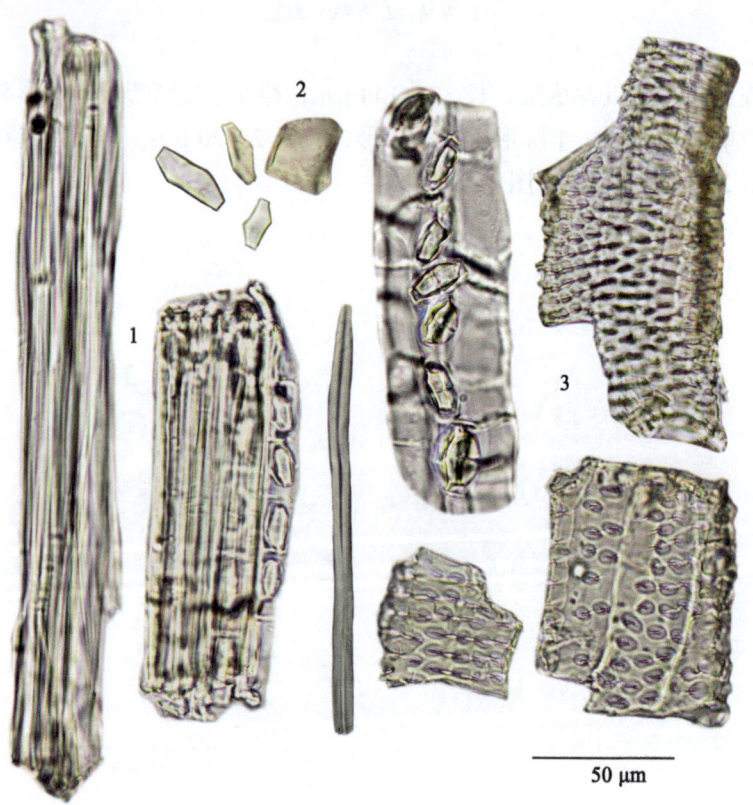

图 15-4 甘草粉末显微特征图
1. 纤维及晶纤维　2. 草酸钙方晶　3. 导管

二、实验目的

1. 掌握中成药的显微鉴定方法。

2. 熟悉二陈丸的显微鉴定特征。

三、实验仪器、试剂和材料

显微成像系统（包括 OLYMPUS CX21 型显微镜、明美 MS60 相机、Dell 电脑及相关软件）、酒精灯、镊子、解剖针、载玻片、盖玻片。

二陈丸及其研碎的粉末、稀甘油、水合氯醛试液。

四、实验内容

1. 性状：取二陈丸，进行性状观察。

2. 显微鉴定：取二陈丸粉末，按常规方法制片，观察各味药专属性较强的显微特征。

五、实验作业

拍摄二陈丸显微鉴别特征照片，并标注和描述。

六、思考题

1. 显微鉴定在中成药鉴定中有何意义？

2. 四君子丸系由党参、白术、茯苓、甘草（2∶2∶2∶1）组成，试设计实验对其进行显微鉴定。

实验十六　生药的薄层色谱鉴别

一、概述

薄层色谱法（thin layer chromatography，TLC）是一种可用于分离混合物的色谱技术。对于成分复杂、种类多样的生药，薄层色谱法是生药理化鉴定中最为重要的定性鉴定方法。薄层色谱法鉴定生药的原理是将供试品溶液点于薄层板一边，在密闭容器内用合适的展开剂展开，使供试品所含成分分离，所得色谱图与适当的对照品或对照药材按同法在同板上所得的色谱图或主斑点作对比，用于生药鉴别。

1. 薄层板（固定相）

薄层板按固定相种类分为硅胶薄层板、聚酰胺薄层板、氧化铝薄层板等。按固定相粒径大小分为普通薄层板（10～40 μm）和高效薄层板（5～10 μm）。固定相中可加入黏合剂、荧光剂。硅胶薄层板常用的吸附剂有硅胶 G、硅胶 GF_{254}、硅胶 H、硅胶 HF_{254}，G、H 表示含或不含石膏黏合剂，F_{254} 为在紫外光 254 nm 波长下显绿色背景的荧光剂。市售的硅胶薄层板临用前一般应在 110 ℃活化 30 min。

2. 展开及展开剂

展开剂在流过固定相的过程中，与待分离物质连续产生吸附、解吸附、再吸附、再解吸附的相互作用，从而达到使组分中的差异成分互相分离的目的。组分在薄层板上的分离情况一般用比移值（R_f）的大小来表征，R_f 值可以定义为：$R_f = S/L$。其中，L 表示展开剂从基线至终点的距离；S 表示从基线至化合物前沿的距离。以常用的硅胶为例，其为固定相时对组分中的化合物可以产生极性吸附作用，极性较强的化合物与硅胶间具有较强作用力，更易与硅胶结合并抵抗展开剂的展开，R_f 值较小；极性较弱的化合物与硅胶的吸附能力较差，更容易随展开剂展开，R_f 值较大。另外，展开剂的极性强弱也会影响组分的 R_f 值，展开剂极性越强则越有利于抵抗化合物与硅胶的吸附能力，促使其解吸附，使吸附在薄层色谱固定相上的化合物上升到更高的位置。这样的溶剂可称之为"强"溶剂（展开剂），而"弱"溶剂几乎不能移动这些成分或者移动能力较弱，与之对应的 R_f 值也较低。常用溶剂的极性强度如下所示：石油醚＜环己烷＜四氯化碳＜苯＜甲苯＜二氯甲烷＜乙醚＜乙酸乙酯＜丙酮＜乙醇＜甲醇＜水。

3. 展开条带（斑点）的检视及显色剂

展开后，展开条带或斑点上的有色物质可在可见光下直接检视，无色物质可用喷雾法或浸渍法以适宜的显色剂显色,或加热显色,并在可见光下检视。实验中经常用到的显色剂包括高锰酸钾、磷钼酸、2,4-二硝基苯肼、香草醛、碘单质、茚三酮等,这些显色剂具有广谱显色性质或只能和特定种类的物质发生显色反应。有荧光的物质或显色后可激发产生荧光的物质可在紫外光灯(365 nm 或 254 nm)下观察荧光斑点。对于在紫外光下有吸收的成分,可用带有荧光剂的薄层板(如硅胶 GF_{254} 板),在紫外光灯(254 nm)下观察荧光板面上的荧光物质淬灭形成的暗色斑点。

二、实验目的

1. 掌握薄层色谱的操作方法及其在生药鉴定中的应用。
2. 利用薄层色谱法鉴别姜黄粉末。

三、实验仪器、试剂与材料

1. 仪器与耗材:硅胶薄层板(GF_{254},50 mm×100 mm)、展开缸、紫外光灯(254 nm、365 nm)、掌上离心机、量筒、滴管、毛细管、药匙、铅笔、超声波清洗仪、电吹风和 2 ml EP 管等。

2. 试剂:无水乙醇、二甲苯、二氯甲烷、乙酸和甲醇均为分析纯,姜黄素对照品(中国食品药品检定研究院)等。

3. 姜黄粉末:姜科植物姜黄 *Curcuma longa* L. 干燥根茎的粉末。黄芩粉末:唇形科植物黄芩 *Scutellaria baicalensis* Georgi 干燥根的粉末。

四、实验内容

1. 供试品溶液的制备:取 2 ml 的 EP 管 2 个,做好标记(粉末1、粉末2)。分别装入粉末至 0.3 ml 左右(约 0.1 g 粉末),加入无水乙醇至 1 ml 左右。将样品 EP 管放置在超声波清洗仪中超声提取 5 min。掌上离心机离心 1 min,上清液即为供试品溶液。

2. 对照品溶液的配制:取姜黄素对照品适量,加甲醇制成浓度为 0.5 mg/ml 的对照品溶液,即得。

3. 展开剂的配制:分析以下 7 个展开条件,选择其中 2 个作为本次实验的展开条件,配制展开剂,倒入合适的展开缸,预饱和 10 min。

条件1:二甲苯:乙酸=4:1

条件2:二甲苯:乙酸=8:1

条件3:二甲苯:乙酸=16:1

条件4:二氯甲烷:甲醇=48:1

条件5：二氯甲烷∶甲醇＝24∶1
条件6：二氯甲烷∶甲醇＝12∶1
条件7：二氯甲烷∶甲醇＝6∶1

4. 点样和展开：取硅胶 GF_{254} 预制板，在距上、下边缘 1 cm 处用铅笔划线。取毛细管吸取上述两种供试品溶液与对照品溶液，进行点样。可在一次点样后，挥去溶剂，在原点再次点样。每块薄层板分别点 3 个样品：对照品（0.5 mg/ml 姜黄素）、粉末1、粉末2。将已点好样的薄层板放入预饱和的展开缸内展开。当展开剂扩散至硅胶板上方划线处时取出，在通风橱中用冷风吹干。

5. 定位和判断：将吹干的薄层板先在日光下观察斑点，再在紫外灯（254 nm、365 nm）下检视，拍照。根据两种粉末色谱图中相应于姜黄素对照品斑点的位置上是否有斑点，判断哪瓶粉末是姜黄，并观察和分析两种条件展开效果的差异。

五、实验作业

1. 请指出粉末1与粉末2中，哪一瓶是姜黄粉末。
2. 拍摄两种不同展开剂体系的薄层板照片。观察不同展开剂对展开效果的影响并讨论原因。

六、思考题

1. 简述薄层色谱法鉴定生药的注意事项。
2. 今有某生药粉末，但尚无对照品，试问该如何使用薄层色谱法鉴别真伪？

实验十七　高效液相色谱法测定黄芩中黄芩苷的含量

一、概述

高效液相色谱法（high performance liquid chromatography，HPLC）是中药质量标准研究中最常用的定量分析方法之一。高效液相色谱法是采用高压输液泵加压流动相令其通过填充有固定相的色谱柱，并经进样阀注入待分析样品，由流动相带入色谱柱，在输液泵压力的作用下在固定相中移动，由于被测混合物中的化合物单体与填料的相互作用不同，不同的化合物顺序离开色谱柱，并通过检测器产生相应的色谱峰信号。

高效液相色谱仪由高压输液装置（输液泵）、进样系统（进样器）、分离系统（色谱柱）和检测系统（检测器）组成。

1. 色谱柱

反相色谱柱是中药分析中最常用的色谱柱，是以键合非极性基团的载体为填充剂填充而成的色谱柱。常用的填充剂有十八烷基硅烷键合硅胶、辛基硅烷键合硅胶和苯基硅烷键合硅胶等。色谱柱的内径与长度，填充剂的形状、粒径与粒径分布、孔径、表面积，键合基团的表面覆盖度，载体表面基团残留量，填充的致密与均匀程度等均影响色谱柱的性能，应根据被分离物质的性质来选择合适的色谱柱。

2. 流动相

反相色谱系统的流动相常用甲醇-水系统或乙腈-水系统。用紫外末端波长检测时，宜选用乙腈-水系统。正相色谱系统的流动相常用两种或两种以上的有机溶剂，如二氯甲烷和正己烷等。流动相注入液相色谱仪的方式（又称洗脱方式）可分为两种：一种是等度洗脱，另一种是梯度洗脱。

3. 检测器

检测器可将经色谱柱分离后的流出物的组成和含量变化转变为电信号，并通过电子仪器测定，从而实现定性定量分析。最常用的检测器是光电二极管阵列检测器（PDA/PDAD/DAD），能一次性完成待测成分的全波长扫描（190～800 nm），而且在信号采集后可以在液相色谱工作站上进行数据处理，从中提取出某一波长的色谱图。其他常见的还有荧光检测器（FLD）、示差折光检测器（RID）、蒸发光散射检测器（ELSD）、质谱检测器（MS）等。

二、实验目的

1. 掌握利用高效液相色谱法测定生药中有效成分含量的原理和方法。
2. 熟悉高效液相色谱仪的基本操作。

三、实验仪器、试剂与材料

Agilent 1200 型高效液相色谱仪，DAD 二极管阵列检测器，Agilent Chemstation 化学工作站；XS205 dual range 十万分之一电子天平；超声波清洗器；Milli-Q 超纯水仪；WB-100 型小型高速粉碎机。EclipseXDB-C_{18} 5 μm（id 4.6 mm×150 mm）色谱柱、容量瓶（100 ml、10 ml）、移液器（多种规格）、药典三号筛、具塞锥形瓶（100 ml）、0.45 μm 过滤膜。

黄芩苷对照品（中国食品药品检定研究院）。超纯水。甲醇和冰醋酸均为分析纯。

黄芩为唇形科黄芩属植物黄芩 *Scutellaria baicalensis* Georgi 的干燥根。

四、实验内容（根据实验时间，5~8 部分选做）

1. 对照品溶液的制备：精密称取黄芩苷对照品 10 mg，置于 100 ml 容量瓶中，用甲醇溶解并稀释至刻度，即得 100 μg/ml 的黄芩苷对照品储备液。精密吸取黄芩苷对照品储备液 0.1 ml、0.5 ml、1.0 ml、2.0 ml、4.0 ml、5.0 ml 分别置于 10 ml 容量瓶中，用甲醇稀释至刻度，摇匀，即得浓度分别为 1 μg/ml、5 μg/ml、10 μg/ml、20 μg/ml、40 μg/ml、50 μg/ml 的黄芩苷对照品溶液。用 0.45 μm 滤膜过滤即可进样。

2. 供试品溶液的制备：精密称定干燥至恒重的黄芩粉末样品（过药典三号筛）约 0.1 g，置于具塞锥形瓶中，精密加入 70% 甲醇 100 ml，密封，称重，超声提取 30 min，放置冷却至室温后称重，用 70% 甲醇补足失重，摇匀，过滤。精密量取滤液 1 ml，置 10 ml 容量瓶中，加 70% 甲醇稀释至刻度，摇匀，用 0.45 μm 滤膜过滤，续滤液即为供试品溶液。

3. 高效液相色谱条件：色谱柱：Eclipse XDB-C_{18} 5 μm（id 4.6 mm×150 mm）；流动相：甲醇-水-冰醋酸（50:50:1）；柱温：25 ℃；检测波长：280 nm；流速：0.8 ml/min；时间 8 min。

4. 标准曲线绘制：分别精密吸取各对照品溶液 10 μl；按上述条件进样分析测定，以峰面积为纵坐标，对照品的含量为横坐标，绘制标准曲线，得到回归方程和相关系数。

5. 精密度试验：吸取黄芩药材样品溶液，连续进样 6 次，每次 10 μl，根据黄芩苷的峰面积，计算检测方法的精密度。

6. 重复性试验：取黄芩药材粉末 6 份，每份 0.1 g，按供试品溶液制备方法平行制备供试品溶液 6 份，进样 10 μl，根据黄芩苷的峰面积，计算检测方法的重复性。

7. 稳定性试验：取黄芩药材样品供试品溶液，分别在 0 h、2 h、4 h、8 h、12 h、20 h 和 24 h 进样，根据黄芩苷的峰面积值计算 RSD 值。

8. 加样回收率试验：精密称取 9 份黄芩药材粉末 0.05 g，计算药材中黄芩苷的含量，每 3 份为 1 组，分别加入一定量的黄芩苷对照品（各组加入量大致相当于药材中对照品含量的 80%、100% 和 120%），按"供试品溶液的制备"及"样品测定"项操作，测定黄芩苷含量，计算回收率和 RSD 值。

9. 样品测定：精密称取干燥至恒重的黄芩药材粉末 2 份，每份 0.1 g，制备供试品溶液。按上述色谱条件，每份供试品溶液进样 2 次，分析测定，采用外标法计算黄芩苷的含量。

五、实验作业

1. 记录实验数据，计算所测黄芩样品中黄芩苷的含量。
2. 记录并探讨实验中出现的问题并分析原因。

六、思考题

1. 高效液相色谱法的基本原理是什么？
2. 供试品溶液提取方法需要考察哪些因素？

实验十八 生药的分子鉴定

一、概述

生药的四大传统鉴定方法包括基源鉴定、性状鉴定、显微鉴定和理化鉴定。每种方法有其特点及主要适用对象，可以独立鉴定，又能与其他方法配合进行鉴定。但是，很多生药基源复杂，且生长环境对药材的外形和化学成分影响明显，传统的鉴定方法有时难以准确鉴定，给生药的使用带来风险。随着分子生物学技术的发展，利用DNA分子标记技术鉴定生药（即分子鉴定）应用越来越广泛。DNA条形码（DNA barcode）技术是目前分子鉴定的主流技术，是利用基因组中一段公认的、相对较短的DNA序列来进行物种鉴定。由于不同物种的DNA序列是由腺嘌呤（A）、鸟嘌呤（G）、胞嘧啶（C）、胸腺嘧啶（T）四种碱基以不同顺序排列组成，因此对某一特定DNA片段序列进行分析即能够区分不同物种。中药材DNA条形码分子鉴定通常是以核糖体DNA第二内部转录间隔区（ITS2）为主体条形码序列鉴定中药材的方法体系，其中植物类中药材选用ITS2/ITS为主体序列，以叶绿体 psbA-trnH 为辅助序列，动物类中药材采用细胞色素C氧化酶亚基Ⅰ（COⅠ）为主体序列，ITS2为辅助序列。

DNA条形码分子鉴定的步骤分为供试品处理、DNA提取、DNA条形码序列PCR扩增、电泳检测、序列测定、序列拼接和结果判定。为防止外源微生物污染，药材和饮片一般使用75%乙醇擦拭表面后晾干，或采取其他方法有效去除微生物污染。中药材DNA的提取包括破碎细胞、释放核酸、DNA的分离和纯化、DNA的浓缩、沉淀与洗涤等步骤。目前，使用商业化的试剂盒提取DNA省时省力，在大多数动物药材、植物药材中均获得了较为理想的结果。PCR扩增就是利用TaqDNA聚合酶对特定的基因做体外扩增。PCR体系包括模板、引物、原料（dNTPs/ATCG游离碱基）、DNA聚合酶和缓冲液（金属离子Mg^{2+}等）。PCR扩增包括3个基本过程：变性、退火、延伸。DNA在体外94℃高温时会变成单链（变性），低温（60℃左右）时引物与单链按碱基互补配对的原则结合（退火），再调节温度至DNA聚合酶最适反应温度（72℃左右），DNA聚合酶沿着磷酸到五碳糖（$5' \rightarrow 3'$）的方向合成互补链（延伸）；以上3个过程完成一个循环，理论上DNA复制一次；通常实验中PCR循环30~40个。PCR结束后，用凝胶电泳检测PCR扩增产物的情况。电泳后，目的产物如条带单一，可直接测序；如有多条带或出现拖尾现象，则需在紫外光下快速切下所需片段所在位置的凝胶，然后选用琼脂糖凝胶

DNA回收试剂盒进行纯化回收。回收产物使用DNA测序仪进行双向测序，测序原理同双脱氧链终止法（又称Sanger法）。目前，有很多专业的测序服务公司进行DNA测序服务。将测序得到的双向测序峰图应用专业软件（如DNAMAN、Sequencher和DNAstar软件等）进行序列拼接，去除引物区和两端信号弱或重叠峰区域，序列方向应与PCR扩增正向引物方向一致。最终获得的序列可以在中药材DNA条形码鉴定系统（http://tcmbarcode.cn/）或通过美国国家生物技术信息中心（NCBI, https://blast.ncbi.nlm.nih.gov/Blast.cgi）进行BLAST（basic local alignment search tool）鉴定。BLAST法是通过两两序列局部比对来查询数据库中与之最匹配的序列，BLAST结果中相似性最高的序列对应的物种即为查询序列对应的物种。

二、实验目的

1. 掌握DNA条形码技术鉴定生药的原理和方法。
2. 采用DNA条形码技术从未知粉末中鉴定甘草与桔梗。

三、实验仪器、试剂和材料

实验仪器：台式高速离心机、掌上离心机、PCR仪、电泳仪、紫外成像仪、涡旋仪、制冰机、移液器（规格分别为100～1000 μl，20～200 μl，0.5～10 μl，0.1～2.5 μl）、通风橱、微波炉、冰盒、2 ml EP管、PCR管、小烧杯、枪头（1 ml、10 μl、200 μl）、乳钵、研棒、三角瓶、镊子和药匙。

实验试剂：DNA提取试剂盒（包括缓冲液FGA、RNase A、缓冲液LP2、缓冲液LP3、吸附柱CB3和漂洗液PW等）、DNA聚合酶Mix（2×FastPfu Mix：包括PCR所需的聚合酶、dNTPs、缓冲液及辅助的金属离子）、ITS2F/ITS3R引物、琼脂糖、6×DNA加样缓冲液、Goldenview染色剂、液氮、TAE缓冲液、DNA Marker、ddH$_2$O。

实验材料：液氮研磨后的甘草药材粉末和桔梗药材粉末。

四、实验内容

（一）DNA提取

1. 取生药粉末约20 mg，装入2 ml EP管。
2. 向装有药材粉末的EP管中加入400 μl的缓冲液FGA和6 μl的RNase A（10 mg/ml），涡旋振荡1 min，室温放置10 min。

3. 加入 130 μl 缓冲液 LP2，充分混匀，涡旋振荡 1 min。12000 rpm 离心 5 min，将上清液移至新的离心管（2 ml）中。

4. 向上清液中加入 1.5 倍体积的缓冲液 LP3，立即充分混匀振荡 15 s。

5. 将液体转入吸附柱 CB3 中，吸附柱放入收集管中，用掌上离心机离心，弃去收集管中的废液（柱体积约 700 μl，依据总体积分次加入）。

6. 加入 600 μl 漂洗液 PW，用掌上离心机离心 30 s 左右，弃去收集管中的废液。重复此步骤。

7. 将吸附柱 CB3 放回废液收集管中，12000 rpm 离心 2 min，并将吸附柱 CB3 置于室温数分钟（打开盖子让乙醇彻底挥发，避免影响后续实验）。

8. 将吸附柱 CB3 转入一个新的 1.5 ml EP 管中，向吸附膜的中空部位悬空滴加 30 μl 65 ℃ 预热过的 ddH$_2$O，室温下放置 3 min，12000 rpm 离心 2 min，得到样品的基因组 DNA 溶液，-20 ℃ 储存备用。

（二） PCR 扩增

1. 按以下次序将各成分加入 PCR 管中（一般加样顺序：大体积、小体积、大体积吹打混匀）。

ddH$_2$O	10.5 μl
DNA 模板	1.0 μl
ITS2F（10 μmol/L）	0.5 μl
ITS3R（10 μmol/L）	0.5 μl
DNA 聚合酶 Mix	12.5 μl

本次实验所用的是商品化的 DNA 聚合酶 Mix（2×FastPfu Mix），包括酶、dNTPs 和缓冲液等，实验时只需要加入模板和引物，用水补齐体系使 Mix 变为 1× 即可。

2. 将上述有混合液的 PCR 管置 PCR 仪中于 94～96 ℃ 预加热 5 min，使模板 DNA 充分变性，然后进入扩增循环：94℃ 15 s → 55℃ 15 s → 72℃ 30 s，循环 35 次，最后在 72 ℃ 保温 5 min。

3. 结束反应，PCR 产物放置于 4 ℃ 保存或电泳检测。

（三）电泳检测

1. 称取 0.5 g 琼脂糖于 50 ml 的 TAE 缓冲液中，微波炉加热使其完全溶解，取出稍微冷却，加 0.5 μl Goldenview（新型花青素类核酸染料，有毒）混匀后倒入插有样品梳的电泳槽里，待冷却凝固，小心拔下样品梳。

2. 取 10 μl 两种生药的扩增产物，分别加 2 μl 6×DNA 加样缓冲液，混匀，慢慢加至样品孔中。注意需同时上样一个 DNA Marker（2000 bp），方便观察目的条带的大致长度。盖上电泳槽，通电，开始电泳。

3. 电泳结束后在成像仪下观察扩增结果（图 18-1）。

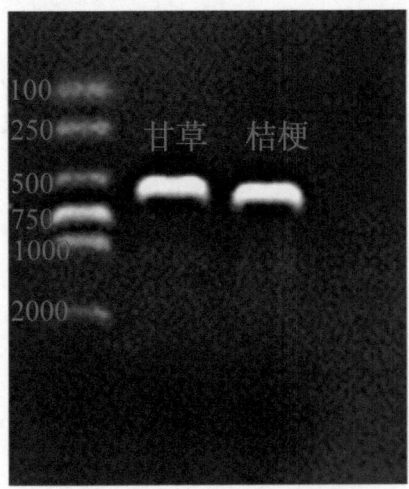

图 18-1　PCR 产物电泳结果图

（四）测序

根据 PCR 扩增产物的情况，将剩下的 PCR 原液（或者切取相应凝胶纯化回收后）送检测序。测序结果利用 DNAMAN 软件进行序列拼接和人工校正，得到最终的序列。最后将所得序列通过美国国家生物技术信息中心（NCBI，https://blast.ncbi.nlm.nih.gov/Blast.cgi）或在中药材 DNA 条形码鉴定系统（http://tcmbarcode.cn/）进行 BLAST 对比鉴别。

五、实验作业

1. 简述 DNA 条形码技术的原理和方法。
2. 拍摄两种生药 ITS 片段的电泳检测图，分析条带亮度差异、片段大小差异的原因。

六、思考题

1. DNA 提取中不同试剂的作用是什么？
2. 生药分子鉴定中常用的 DNA 分子标记技术有哪些？

实验十九　生药饮片鉴别（设计性实验）

一、概述

饮片是指药材经过炮制后可直接用于中医临床或中成药制剂生产使用的药品，通常呈现为"片""段""块"等形态。

性状鉴定

饮片一般呈片、段或块状，注意观察形状、大小、颜色、表面特征、质地、断面、气和味等。

显微鉴定

根据饮片的入药部位，依据前面各部位的显微鉴定方法和注意事项进行鉴定。饮片一般均可制作粉末片观察显微特征。注意有的饮片为薄片状或不规则片状，不利于徒手制作横切片。

（一）黄芩 Scutellariae Radix

1. 来源：本品为唇形科植物黄芩 *Scutellaria baicalensis* Georgi 的干燥根。春、秋两季采挖，除去须根和泥沙，晒后撞去粗皮，晒干。

2. 性状

药材：①根呈圆锥形，扭曲，长 8～25 cm，直径 1～3 cm。②表面棕黄色或深黄色，有稀疏的疣状细根痕，上部较粗糙，有扭曲的纵皱纹或不规则网纹，下部有顺纹和细皱纹。③质硬而脆，易折断，断面黄色，中心红棕色；老根中心枯朽状或中空，呈暗棕色或棕黑色。④气微，味苦。以条粗长、质坚实、色黄者为佳。

栽培品较细长，多有分枝。表面浅黄棕色，外皮紧贴，纵皱纹较细腻。断面黄色或浅黄色，略呈角质样。味微苦。

炮制：除去杂质，置于沸水中煮 10 min，取出，闷透，切薄片，干燥；或蒸半小时，取出，切薄片，干燥（注意避免暴晒）。

黄芩片：本品为类圆形或不规则形薄片。外表皮黄棕色或棕褐色。切面黄棕色或黄绿色，具放射状纹理，有的中心呈棕色或中空。

3. 显微特征

粉末：黄色。①韧皮纤维单个散在或数个成束，梭形，长60～250 μm，直径9～35 μm，壁厚，孔沟明显。②石细胞类方形、类圆形、椭圆形、纺锤形或不规则状，直径24～48 μm，长达85 μm，壁厚达24 μm。③网纹导管多见，直径约至72 μm。④纺锤形木薄壁细胞伴导管旁，壁稍厚，中部有横隔。韧皮薄壁细胞纺锤形或长圆形，壁常呈连珠状增厚。⑤此外，还可见木栓细胞、木纤维及细小淀粉粒（图19-1）。

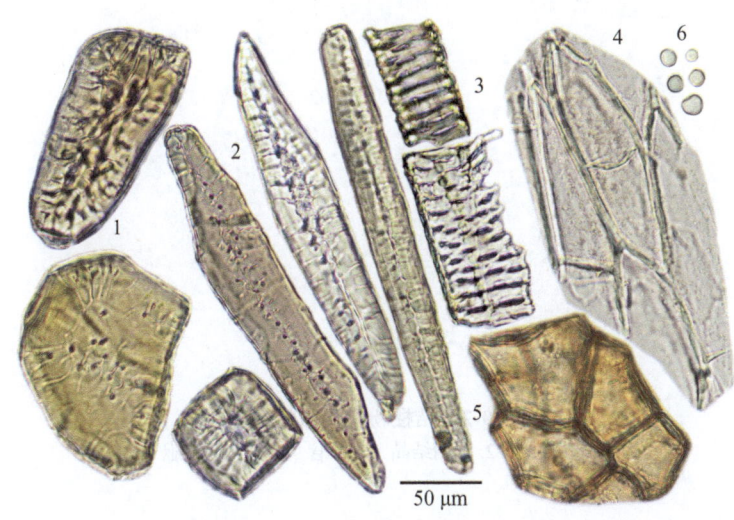

图 19-1 黄芩粉末显微特征图
1. 石细胞 2. 韧皮纤维 3. 导管 4. 木薄壁细胞 5. 木栓细胞 6. 淀粉粒

4. 化学成分：含多种黄酮类化合物，主要为黄芩苷（baicalin）、黄芩素（baicalein）、汉黄芩苷（wogonoside）、汉黄芩素（wogonin）、野黄芩苷（scutellarin）、千层纸素A（oroxylin A）、去甲汉黄芩素（norwogonin）、7-甲氧基黄芩素（7-methoxybaicalein）等。

（二）桔梗 Platycodonis Radix

1. 来源：本品为桔梗科植物桔梗 *Platycodon grandiflorum*（Jacq.）A. DC. 的干燥根。春、秋两季采挖，洗净，除去须根，趁鲜剥去外皮或不去外皮，干燥。

2. 性状

药材：①圆柱形或略呈纺锤形，少分枝，略扭曲，长7～20 cm，直径0.7～2.0 cm。②表面淡黄白色至黄色，不去外皮者表面黄棕色至灰棕色，具纵扭皱沟，并有横长的皮孔样斑痕及支根痕，上部有横纹。有的顶端有较短的根茎，其上有数个半月形茎痕。③质脆，断面不平坦，形成层环棕色，皮部黄白色，有裂隙，木部淡黄色（俗称"金井玉栏"）。④气微，味微甜后苦。

炮制：除去杂质，洗净，润透，切厚片，干燥。

饮片：本品呈椭圆形或不规则厚片。外皮多已除去或偶有残留。切面皮部黄白色，较窄;形成层环纹明显,棕色;木部宽,有较多裂隙。气微,味微甜后苦。

3. 显微特征

粉末:米黄色。①用水合氯醛装片(不加热)或稀甘油装片,置于显微镜下观察,可见扇形或类圆形的菊糖结晶。②乳汁管连接成网状,内含浅黄色油滴及颗粒状物。③梯纹、网纹及具缘纹孔导管直径 16~72 μm。④木薄壁细胞端壁细波状弯曲。

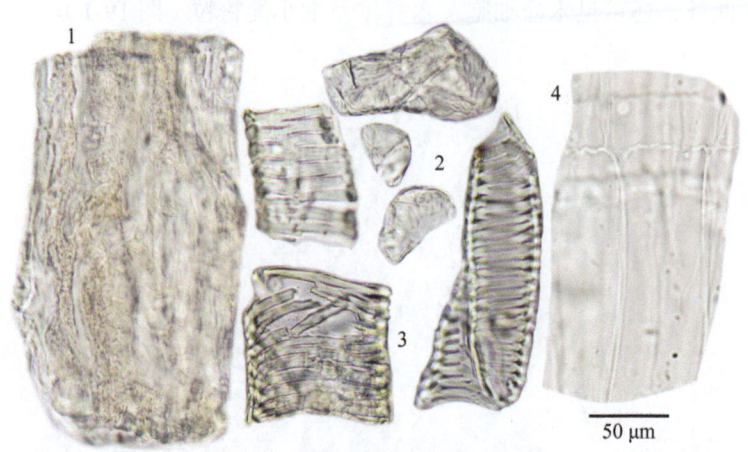

图 19-2 桔梗粉末显微特征图
1. 乳汁管 2. 菊糖结晶 3. 导管 4. 木薄壁细胞

4. 化学成分:含多种三萜皂苷,如桔梗皂苷(platycodin)A、C、D 等。总皂苷完全水解后产生的皂苷元主要有桔梗皂苷元(platycodigenin),其次有远志酸(polygalacic acid)和桔梗酸(platycogenic acid)A、B、C。总皂苷部分水解,则得到 8 种次生皂苷,如桔梗皂苷元 -3-*O*-β- 葡萄糖苷。另含 α- 菠甾醇及其糖苷、白桦脂醇、桔梗聚糖、14 种氨基酸及挥发油等。

二、实验目的

1. 培养学生对生药饮片进行鉴定的能力。
2. 掌握生药饮片的一般鉴定方法。
3. 熟悉黄芩、桔梗两种饮片之间的差别。

三、实验内容

设计实验,从性状、显微特征(配图)、理化等方面对黄芩、桔梗两种饮片进行鉴别。

四、实验作业

1. 提交本次实验的设计报告。
2. 列表比较黄芩饮片和桔梗饮片的区别,并配图。

五、思考题

简述黄芩的炮制机理。

实验二十　生药混合粉末鉴别（设计性实验）

一、实验目的

1. 掌握生药混合粉末的鉴别方法。
2. 考查学生独立鉴定生药的能力，特别是对生药混合粉末的显微鉴别能力。

二、实验仪器、试剂与材料

显微成像系统（OLYMPUS CX21 型显微镜、明美 MS60 相机、Dell 电脑及相关软件）、酒精灯、剪刀、镊子、解剖针、载玻片、盖玻片、吸水纸等。

稀甘油、水合氯醛试液等。

混合生药粉末 1 瓶，为 2～3 种生药粉末混合而成。

三、实验内容

1. 性状：观察生药混合粉末的颜色、气和味等，初步判断粉末可能由何种药材组成。

2. 显微鉴定：制作粉末标本片，包括非透化片和透化片。在显微镜下仔细观察，寻找生药的专属性特征。根据观察结果，进行分析，得出结论或得出初步结论。如把握不准，可进一步进行理化鉴定。

3. 理化鉴定：根据显微鉴定所得出的初步结论及存在的疑问，根据所学的知识，进行相关的理化实验，如微量升华实验、显色反应和荧光反应等，进一步确认结果。

4. 结论：根据以上性状、显微鉴定与理化鉴定实验的结果，综合分析，最后确定混合粉末由哪几味生药粉末混合而成。

四、实验作业

拍摄混合粉末显微特征图，分析推理，确定混合粉末的组成。

附 录

第一节 数字网络显微互动教学系统

目前,数字网络显微互动教学系统已经在很多高校广泛应用。该系统包括显微成像系统(显微镜、显微镜上连接的相机、计算机)、互动教学软件、网络交换器和网络软件等。相对于以前传统的教学模式,该系统可以将显微镜下看到的显微图像显示到计算机屏幕上,并实现教师和学生之间的交流和互动,增加学生的学习兴趣,提高教学质量和教学效果。

北京大学药学院实验教学中心的数字网络显微互动教学系统配备了1台教师机、35个学生教学点,每个学生点包括一台 OLYMPUS CX21 型显微镜、明美 MS60 相机、一台 Dell 计算机及相关软件等。下面以此为例,介绍该系统学生端的使用方法及步骤。

1. 打开计算机,双击桌面的数字网络显微互动教室图标,登录系统。

2. 如果出现以下签到界面,请输入学号或者姓名签到。

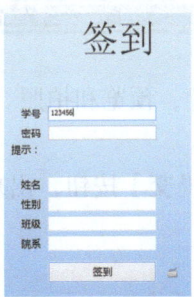

3. 登录成功后出现悬浮工具栏,如下图所示。从左到右依次是:举手、给教师发送消息、文件提交、接收文件、帮助等。

4. 双击桌面如下图标,打开显微成像软件 MShot Image Analysis System。

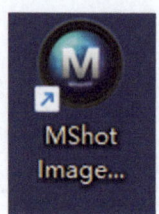

5. 成像软件界面如下。展开【文件目录】面板,选中图片保存位置,并可根据需要调节参数。

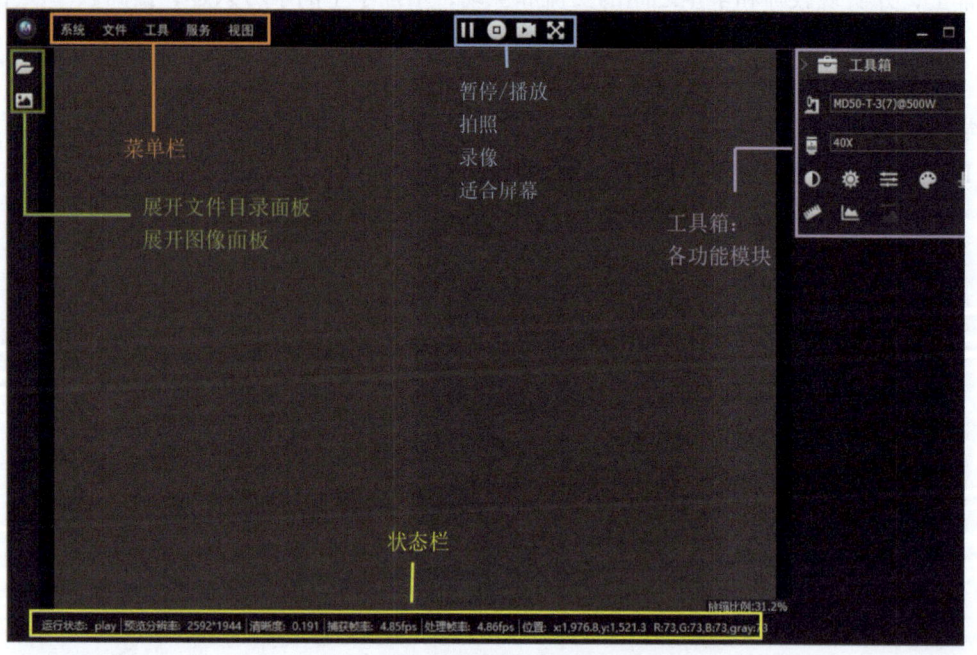

6. 打开显微镜,放置显微标本片,预览和拍照。将拍得的照片复制到 Word 文档中,撰写电子版实验报告。

7. 点击悬浮工具栏中的【文件提交】按钮,出现【文件提交】对话框,选择文件,将实验报告【提交】给教师端。

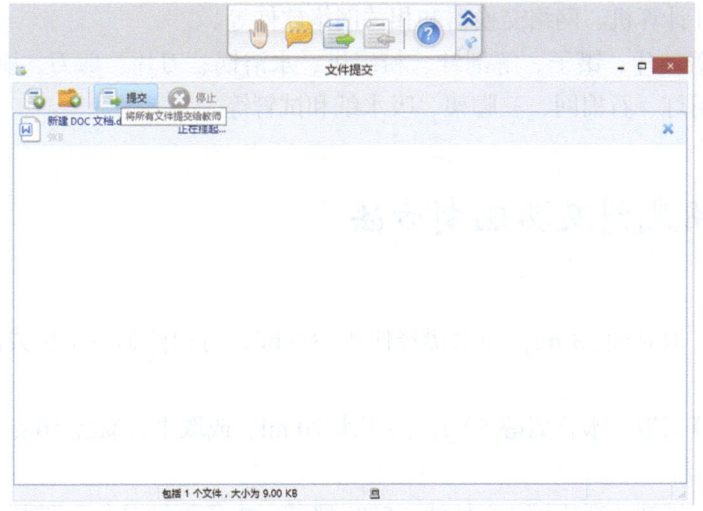

8. 显示【已提交】后，确认提交成功，关闭计算机和显微镜。

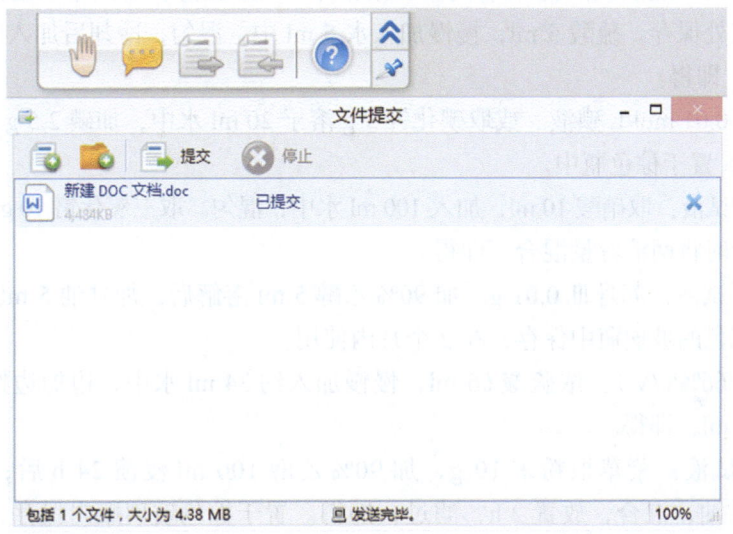

第二节 常用仪器、工具及试剂

一、实验仪器与工具

数字网络显微互动教学系统，包括 OLYMPUS CX21 型显微镜、明美 MS60 相机及成像软件、Dell 计算机、网络交换器和相关网络软件等。

载玻片、盖玻片、镊子、解剖针、粉碎机、水浴锅、刀片、剪刀、刷子、毛笔、玻璃培养皿、酒精灯、石棉网、三脚架、吸水纸和试管等。

二、常用试剂及其配制方法

1. 稀甘油：取甘油 33 ml，加水稀释使成 100 ml，再加樟脑一小块或液化苯酚 1 滴，即得。

2. 水合氯醛试液：水合氯醛 50 g，溶于水 20 ml。或取水合氯醛 50 g，加水 15 ml 与甘油 10 ml 使溶解。

3. 甘油醋酸试液（斯氏液）：甘油、50% 醋酸、水各等量混合，即得。

4. 5% 氢氧化钾溶液：氢氧化钾 5 g，加水溶解，使成 100 ml。

5. 间苯三酚-硫酸试液：0.1 g 间苯三酚溶于 10 ml 乙醇，得间苯三酚试液，置于玻璃塞瓶内，暗处保存。硫酸 5 ml，慢慢加入水 5 ml 中，混匀，冷却后加入间苯三酚试液 10 ml，混匀，即得。

6. 碘液：0.01 mol/L 碘液。或取碘化钾 7 g 溶于 20 ml 水中，加碘 2.5 g，溶解后，加水至 1000 ml，置于棕色瓶中。

7. 硝铬酸试液：取硝酸 10 ml，加入 100 ml 水中，混匀。取三氧化铬 10 g，加水 100 ml 使溶解。使用时将两液等量混合，即得。

8. 苏丹Ⅲ试液：苏丹Ⅲ 0.01 g，加 90% 乙醇 5 ml 溶解后，加甘油 5 ml 混合，即得。本液应置于棕色的玻璃瓶中保存，在 2 个月内使用。

9. 硫酸（66%V/V）：浓硫酸 66 ml，慢慢加入约 34 ml 水中，边加边搅拌，冷却后补加水至 100 ml，即得。

10. 紫草试液：紫草根粉末 10 g，加 90% 乙醇 100 ml 浸渍 24 h 后，滤过。滤液中加入等量甘油，混合，放置 2 h，滤过，即得。置于棕色玻璃瓶内保存，在 2 个月内使用。

11. 钌红试液：取 10% 醋酸钠溶液 1～2 ml，加钌红适量使呈酒红色，即得。本液应临用新制。

12. 1% 三氯化铁试液：1 g 三氯化铁，加水使溶解成 100 ml。

13. 氢氧化钠试液：取氢氧化钠 4.3 g，加水使溶解成 100 ml，即得。

14. 稀硫酸：取硫酸 57 ml，加水稀释至 1000 ml，即得。本液含 H_2SO_4 应为 9.5%～10.0%。

15. 稀盐酸：取盐酸 234 ml，加水稀释至 1000 ml，即得。本液含 HCl 应为 9.5%～10.0%。

16. 稀醋酸：取冰醋酸 60 ml，加水稀释至 1000 ml，即得。

17. 碳酸钠试液：取一水合碳酸钠 12.5 g 或无水碳酸钠 10.5 g，加水使溶解成

100 ml，即得。

18. α-萘酚乙醇试液：取α-萘酚 5 g，加无水乙醇溶解使成 100 ml。

19. 氯化钡试液：取氯化钡细粉 5 g，加水使溶解成 100 ml，即得。

20. 氯化锌碘试液：取氯化锌 20 g，加水 10 ml 使溶解，加碘化钾 2 g 溶解后，再加碘使饱和，即得。本液应置于棕色玻璃瓶内保存。

21. 硫堇试液：硫堇 0.2 ml，溶于 25% 乙醇 100 ml，即得。

22. 乳酸酚：苯酚 2 g、乳酸 2 g、甘油 4 g 与水 2 ml 混合，即得。

23. 硝酸汞试液：取黄氧化汞 40 g，加硝酸 32 ml 与水 15 ml 使溶解，即得。本液应置玻璃塞瓶内，在暗处保存。

第三节　显微标本片的制法

生药的显微鉴定是在显微镜下观察生药的组织、细胞或者细胞内含物等显微特征，因此必须先将生药制成适当的显微标本片，然后才能在显微镜下进行观察。

显微标本片根据对象不同，可分为切片标本片、粉末标本片、表面标本片、解离组织标本片与贝壳磨片等。根据标本片的耐久程度，又可分为临时性标本片、半永久性标本片与永久性标本片三类。临时性标本片制作简易迅速，适用于一般观察及进行显微化学反应，在药品检验及研究工作中应用最多。永久性标本片如石蜡切片不易损坏，能长期保存，但制作比较费时，多用于示教和显微摄影，或者需要长期保存以供核对的情景。下面主要介绍生药学实验课堂中常用的标本片的制法及数字切片。

一、粉末标本片

粉末标本片主要用于生药粉末或以生药粉末入药的中成药的观察。粉末不宜有粗颗粒混杂，否则会将盖玻片顶起，不便观察。故粉末须过药典四号筛或五号筛；不能通过的粗颗粒可研细后混匀供用或单独进行检查。

制片方法：用解剖针尖挑取少量粉末置于载玻片上，根据需要加入适宜的试液 1~2 滴，轻轻搅拌均匀，盖上盖玻片。若需观察淀粉粒，加甘油醋酸液或稀甘油装片。加水合氯醛试液不加热装片观察菊糖，加热透化后装片观察其他组织、细胞和内含物。

透化方法：在粉末上加水合氯醛试液 1~2 滴，搅拌均匀，在酒精灯上加热，开始冒烟起泡时立即离开火焰，补加水合氯醛试液 1~2 滴后再加热，重复几次，见粉末颜色较浅后，再加 1~2 滴稀甘油装片。加热透化时应当保持载玻片水平，在火焰上缓缓地左右移动，尽量不要使透化液沸腾，并随时补充蒸发的试液。

二、表面标本片

表面标本片是将表皮组织制成的显微标本片，适用于观察叶类、花类生药以及浆果、草质茎、鳞茎等的表皮显微特征，包括表皮细胞的形态、气孔的类型、毛茸的特征及着生情况等。较薄的片状材料可以进行整体封藏，较厚的材料则需撕取表皮进行封藏。

1. 整体封藏法：适用于较薄的叶片、萼片和花瓣等。剪取观察部位 2 小片（约 4 mm²），一正一反置于载玻片上，加水合氯醛试液加热透化后，加稀甘油装片。

稍厚的材料，当上述方法不能使材料较透明时，可将材料放入试管中，加透化液在沸腾水浴中加热透化后，将材料取出冲洗，放在载玻片上切开成 2 片，一正一反地排放好，加稀甘油，盖上盖玻片即可。

2. 表皮撕离法：较厚的叶片、萼片、花瓣或者浆果和茎的表皮等材料直接透化不能使它们较透明，而且也不便整体封藏，因此需要把它们的表皮撕取下来。利用镊子可以将软化了的或新鲜材料的表皮撕取下来，也可以将材料反转，用刀片将不需要的各层组织轻轻刮除，只留下表皮，将这样得到的表皮正面朝上放在载玻片上，装片观察，或透化后装片观察。

三、解离组织片

解离组织片是借助某些化学试剂的作用，将组织解散分离成单个细胞。解离组织片适用于观察导管、管胞、纤维、石细胞等的完整形状和类型，也有利于测量细胞的大小。解离组织片的制法依所用试剂的不同常可分三种：如生药内薄壁组织占大部分、木化组织少或分散存在，可用氢氧化钾法；如薄壁组织较少、木化组织较多或集成较大的群束，可用硝铬酸法或氯酸钾法。进行组织解离前，须先将大的生药切成长约 5 mm、直径约 2 mm 的段或厚约 1 mm 的片。

1. 氢氧化钾法：取少量材料置试管中，加 5% 氢氧化钾溶液适量，加热至用玻璃棒挤压材料能离散为止。倾去碱液，加水洗涤后，取少许在载玻片上用解剖针撕开，加稀甘油封藏观察。

经过上述处理后，木化细胞仍保留着木质素，所以仍能显示木化反应，草酸钙结晶也能够看到。这个方法的缺点是成群的纤维和石细胞常难以分离开。要将它们分开，需要用以下方法。

2. 硝铬酸法：将材料放在小皿中，加硝铬酸溶液浸没材料，室温放置，至用玻璃棒挤压材料能离散为止，洗去酸液，用解剖针撕开，稀甘油封藏后观察。根据材料的坚硬程度和木化程度，通常需 30～60 min。必要时亦可在水浴上加热，以加速其作用。但应注意解离过度会使木化细胞变形，甚至溶解，所以经此法解离的木化细胞壁不再显木化反应。

3.氯酸钾法：将材料置于试管中，加 50%V/V 硝酸适量（约 5 ml）及少量氯酸钾粉，缓缓加热。等产生的气泡渐少时，再及时加入少量氯酸钾，以维持气泡稳定地发生，至用玻璃棒挤压材料能离散为止，其余与上法同。本法每次投入的氯酸钾不可过多，加热温度不可过高，否则突然产生大量气泡，容易使液体逸出管外。加热时间长短视材料硬度和木化程度而异，一般 5～15 min 即可。本法的缺点是必须加热，而且操作过程中产生有毒的氯气，所以实验时需要注意通风及安全。

四、切片标本片

切片标本片的制作就是将生药切成横切片或纵切片，放在载玻片上，封藏在适宜的介质中，必要时可将切片先进行透化或染色，然后封藏。切片方法可分为两类：一类是徒手切片法，另一类是机器切片法。机器切片法按包埋材料的不同，主要有直接机器切片法（不包埋，多用滑走切片机）、石蜡切片法（材料经脱水，用石蜡包埋后切片）和冰冻切片法（材料经包埋剂包埋冷冻后切片）。一般生药鉴定工作多用徒手切片法、石蜡切片法和冰冻切片法等。石蜡切片法操作较繁，需时较长，所以不在此处介绍。

1.徒手切片法：徒手切片法是用刀片或徒手切片器将材料切成薄片的一种方法。这是一种最基本也是最常用的切片方法，不但操作最为简便迅速，而且制成的切片还可保持其细胞和内含物的固有形态，便于进行各种显微化学反应，是生药鉴定工作者必须熟练掌握的操作技能。

切片方法如下：用左手拇指和示指夹持材料，并用中指托着使材料略高出手指。右手执刀片，刀口向内并使刀刃与材料的切面平行，移动右臂使刀锋自左前方向右后方切削，即可切得薄片。切出的薄片可用毛笔轻轻从刀上拂下，放在盛有蒸馏水的培养皿中。徒手切片可直接封藏在适宜的试液中观察，或透化后封片观察。

不便直接徒手切片的柔软而薄的材料，如叶片、花瓣等以及细长的茎或根，或者细小的种子或果实等，可用小通草、塑料泡沫或者橡皮等割成两半夹着切。过于柔软的材料不便夹持切片，可将其浸入 70%～95% 乙醇中，约 20 min 后即可变得较硬。

2.冰冻切片法：冰冻切片法是一种在低温条件下使组织快速冷却到一定硬度，然后进行切片的方法。冰冻切片法较石蜡切片法简便和快捷，多用于医疗和科学研究，尤其是临床手术中快速病理诊断。近年来也常用于植物和生药材料，适用于柔软、含多量薄壁组织、含水量大的材料。切片前需要使用 OCT 将材料包埋在样品托上。OCT 是一种聚乙二醇和聚乙烯醇的水溶性混合物，其用途是在冰冻切片时支撑组织，以增加组织的连续性，减少皱折及碎裂。Leica CM1950 型冰冻切片机的操作步骤如下。

（1）查看仪器状态，打开仪器电源，设置所需冷冻箱温度、样品头温度（冷冻箱温

度达到 -5 ℃时才可开启样品头），等待 5 h 以上，待机器平衡到所调节的温度。

（2）取样，将大小合适的样品使用 OCT 包埋于样品托上，放入冷冻架冷冻。

（3）调整切片角度，安装切片刀。

（4）将冷冻好的样品托固定在切片机头上，启动控制面板上的粗进或粗退按键，设置修片厚度，将防卷板向左折起，修片。

（5）设置切片厚度，防卷板向右折起，摇动手轮，切片，完成切片后将手轮锁死在 12 点位置。用载玻片粘片，或将切片轻轻移入有水的表面皿里，捞起后加适宜的试液封片。

（6）使用完成后立即清理机箱内碎片。如果需要关机，关掉电源后，务必打开玻璃窗，晾几小时后，除去仪器内部积水。

五、数字切片

数字切片扫描仪可以对整个石蜡切片进行全信息、全方位和高分辨率的扫描和智能拼接，高保真显现显微镜下景象，并将整张切片转化为数字化显微图像保存，即数字切片。此图像可以在计算机上进行放大、缩小、裁切、复制和粘贴等，具有容易保存、观察方便和利于教学等优点。近年来，数字切片越来越多地应用于医药学形态学科，包括人体解剖学、组织学与胚胎学、病理学和生药学等，提高了实验课的教学质量。目前，数字切片多是扫描的永久石蜡切片，因切片经过番红-固绿染色，图像漂亮，用于教学效果好。对于临时制作的生药粉末标本片，因粉末片中组织、细胞和内含物种类多，大小和形态不一，重叠交织现象严重，所以扫描的图像质量有待提高。随着技术的发展，相信在不久的将来，这个问题将得到有效解决。

第四节 微量升华法

微量升华是指利用生药中某些化合物具有升华现象这一性质，获得升华物，在显微镜下观察其形状、大小、颜色以及其化学反应作为生药鉴别特征的方法。例如茶叶中的咖啡因升华后析出针状结晶，大黄中的蒽醌类成分升华后析出黄色羽毛状的结晶，斑蝥中的斑蝥素升华后析出无色透明的板状结晶，在偏光镜下显明亮的彩色等。

微量升华的装置可以有多种形式，较常用的装置如下页图所示。操作方法如下：取铜板、铝板或白铁皮一块（亦可以载玻片代替）放在中心有孔的石棉板上，铜板的中心对准石棉板上的孔；在铜板的中心放一个小铜圈，铜圈高约 1 cm，直径约 1 cm；将药材粉末装入铜圈中成一薄层，再将铜圈上覆盖一张载玻片；用酒精灯在石棉网下徐徐加热（为了加强冷凝作用，可在载玻片上滴加1滴冷水），至生药粉末开始变焦，并有升华物产生时，去火待冷，即有升华物凝集于载玻片上。将载玻片取下，放凉，然后不加封藏剂和盖玻片（以免损坏结晶）置于显微镜下观察其晶形，亦可加化学试剂观察其反应现象。

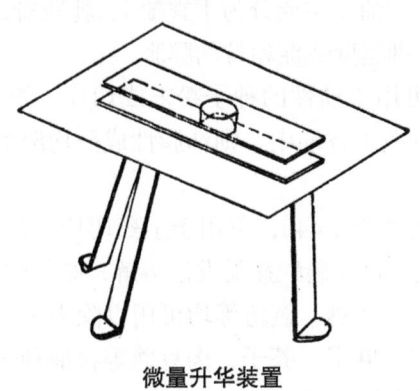

微量升华装置

第五节 组织透化剂及其应用

生药的组织构造常因细胞内含有多量内含物或色素，或因细胞壁皱缩而看不清楚，所以使用适当的试剂处理，以溶解除去这些细胞内含物，或使色素氧化后褪色，或使细胞壁膨胀而透明，以利观察。这种试剂便称为组织透化剂。透化剂的作用主要有两类：一类是浸润作用，如多种油类、酚类，它们能渗入细胞壁或其内含物，由于它们的折射率较水为高，因而起到组织透化作用；另一类是溶解、分解或氧化作用，以除去某些妨碍观察的细胞内含物，从而使得组织透明，便于观察，如碱液、双氧水、漂白粉溶液等。也有一些透化剂兼有上述两类作用，如水合氯醛试液。

1. 水合氯醛试液：水合氯醛试液是最常用的透化剂，能迅速透入组织，使干燥而收缩的细胞重新膨胀，并能溶解大多数常见的细胞内含物，如淀粉粒、蛋白质、叶绿素、挥发油和树脂等，从而使细胞和组织变得透明而清晰。此液的折光率为1.44～1.48。其透化作用比氢氧化钾（钠）溶液为优，因为它能使皱缩的细胞壁恢复膨胀，而不引起显著的变形。用此液透化，对观察草酸钙结晶极为适宜，因为它对草酸钙结晶的溶解作用极为缓慢。用此液封藏，大多数草酸钙结晶须经3～4周后才能溶解，细小的针晶则溶解较快。透化时加热，作用较快。透化后加少量稀甘油，可以防止析出结晶。

2. 氢氧化钾（钠）溶液：5%氢氧化钾（钠）水溶液为强力的透化剂，能迅速溶解除去淀粉粒及蛋白质（糊粉粒），且能使细胞壁膨胀。但作用较久时，对于一些纤维素性细胞组织有解离作用，故透化后宜用水将其洗去。5%氢氧化钾（钠）溶液用于茯苓的透化效果较水合氯醛试液好。

3. 盐酸：20%V/V 的盐酸可用于除去生药粉末中的淀粉粒。将粉末封藏在此酸中，加热至沸腾，待淀粉粒消失后，便可观察。但是，因为此酸可溶解草酸钙结晶和碳酸钙结晶，故较少使用。

4. 酚类：较常用的有丁香油（主成分为丁香酚）、乳酸酚、液化酚等。这些透化剂能迅速透入组织，而且不引起细胞壁或淀粉粒的膨胀。

（1）丁香油：丁香油可用于油性的种子粉末或切片（如芥子、亚麻子等）的透化。油膏类中草药制剂直接封藏在丁香油中，则油脂性成分均溶解而不可见，组织及淀粉粒等便显而易见。

（2）乳酸酚：此液折光率为 1.440，可用于生药切片、花粉粒及大多数非油性粉末，以及淀粉粒大小的测量。此液可使碳酸盐类发泡溶解，必须注意。

5. 脂肪溶剂：如乙醚、石油醚、氯仿等均可用以除去生药粉末中的多量油脂，例如观察小茴香等伞形科果实或亚麻子、芥子、肉豆蔻等含油种子的组织时，最好先将切片用上述溶剂浸渍，以除去所含的油脂。

6. 漂白液：如次氯酸钠溶液，可用于桂皮、厚朴等深色皮类生药切片的漂白以及除去叶类生药所含的叶绿素。切片在此液中不能放置太久，待褪色至适当程度，应立即取出，用水洗涤。切片在此液中放置过久，则淀粉粒及木质素均被除去，甚至引起一些组织的变形。

第六节　常用的显微化学反应

显微化学反应指细胞及其代谢产物与一定的化学试剂作用，所发生的颜色变化、结晶生成、沉淀产生和气体逸出等一系列化学反应现象。实验时一般将生药切片、粉末或浸出液少量置于载玻片上，加适宜的试液 1～2 滴，加盖玻片，在显微镜下观察反应结果。

一、木化细胞壁

间苯三酚-硫酸反应：加间苯三酚-硫酸试液 1～2 滴，加盖玻片，放置 2～3 min 后观察。木化细胞壁显红色，红色的深浅取决于木化的程度。

间苯三酚-硫酸反应生成的红色不稳定，水洗或放置后能逐渐褪去，变成淡黄色。细胞中如含有羟基苯丙烷衍生物（如香荚素、阿魏酸），也能变为红色。此种样品宜先用乙醇提取，除去上述成分。

二、木栓化或角质化细胞壁

1. 染色反应：加苏丹Ⅲ试液或紫草试液1~2滴，放置片刻或稍加温，用稀甘油洗去过量的试液。木栓化或角质化细胞壁显橘红色、红色或紫红色。根据存在位置判断是木栓化还是角质化的细胞壁。
2. 氯化锌碘反应：加氯化锌碘试液，显黄色或棕色。

三、纤维素细胞壁

1. 氯化锌碘反应：加氯化锌碘试液，显蓝色或紫色。
2. 碘液硫酸反应：先加碘液1滴使湿润后，放置片刻，用滤纸吸去多余的碘液，再加66%V/V硫酸溶液1滴，显蓝色或紫色。

半纤维素细胞壁与纤维素细胞壁反应相同，但前者遇水强烈膨胀，而后者遇水无显著膨胀现象。

四、淀粉粒

遇碘液显蓝色或紫色，加热则褪色，放冷则蓝色复现。

封藏在甘油醋酸试液中，在偏光镜下观察，未糊化的淀粉粒出现偏光现象，已糊化的淀粉粒无偏光现象。

五、脂肪油、挥发油和树脂

1. 苏丹Ⅲ及紫草反应：在苏丹Ⅲ试液或紫草试液中三者均染成橘红色、红色或紫红色。
2. 封藏在水合氯醛溶液中，微热，脂肪油与挥发油呈油珠状，树脂呈块状或不规则颗粒状。
3. 封藏在90%乙醇中，脂肪油和树脂不溶解（蓖麻油和巴豆油例外），挥发油溶解。

六、黏液质

1. 钌红反应：加钌红试液，显红色。

2. 硫堇反应：遇硫堇试液呈红色至紫色，并膨胀成球形的团块。

黏液质遇水即强烈膨胀或溶解，因此，生药宜在湿空气中或浸入甘油和酒精的等量混合液中软化，制作切片过程中避免与水直接接触。

七、蛋白质和糊粉粒

1. 碘反应：封藏在碘试液中，显黄棕色或棕色。
2. 硝酸汞反应：封藏在硝酸汞试液中，显砖红色。

本品大多数易溶于水，制作切片过程不可与水直接接触。切片或粉末中如含有多量脂肪油，宜先用石油醚或乙醚脱脂后进行实验。

八、菊糖

α-萘酚反应：加 10% α-萘酚乙醇溶液，再加硫酸，菊糖呈紫红色并溶解。

封藏在冷水或醇中，菊糖均不溶解，呈无色透明的不整齐块状或扇面状结晶；封藏在水中加热至 60℃ 以上，则立刻溶解（无膨胀过程，与黏液质不同）。

九、草酸钙结晶

1. 封藏在稀醋酸中不溶解；加入稀盐酸，即溶解而无气泡发生。
2. 封藏在硫酸溶液（1→2）中逐渐溶解，片刻后析出针状硫酸钙结晶。

十、碳酸钙结晶（钟乳体）

封藏在稀醋酸或稀盐酸中，均溶解并有气泡发生。

第七节　常见生药彩色照片

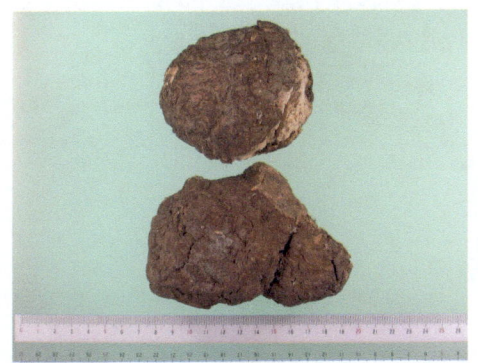

茯苓

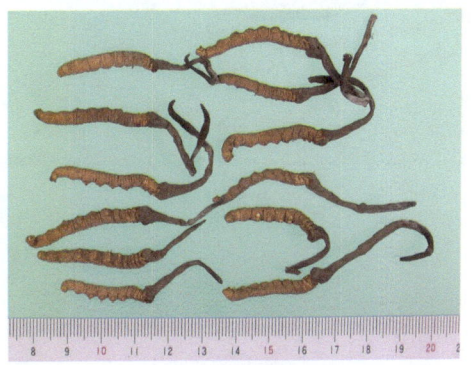

冬虫夏草

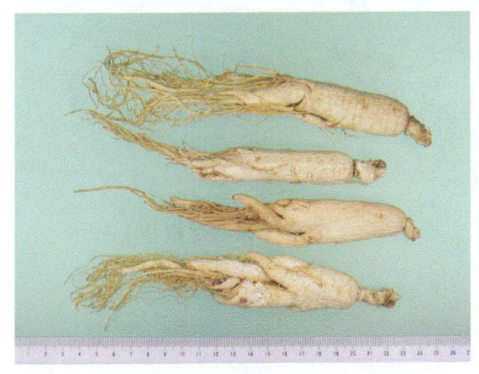

人参

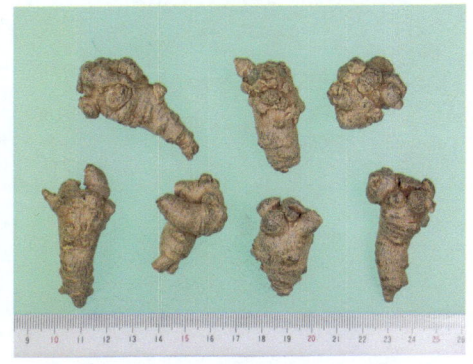

三七

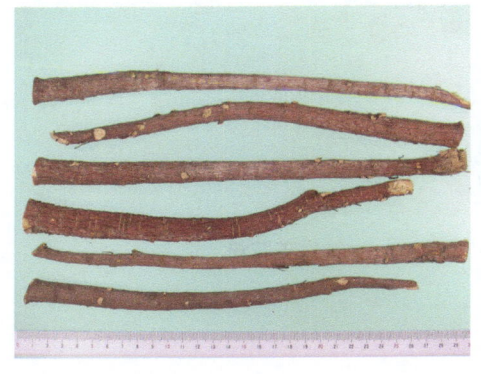

甘草

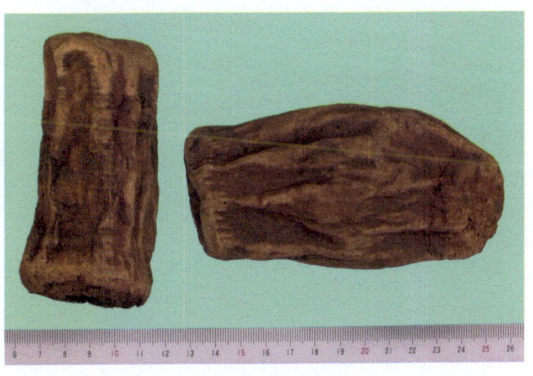

大黄

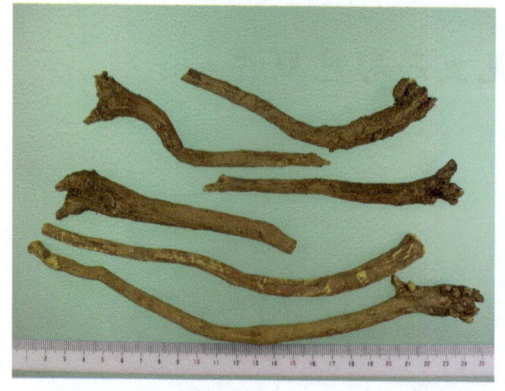

黄芩

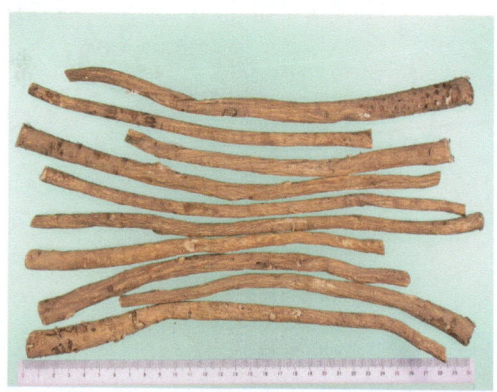

黄芪

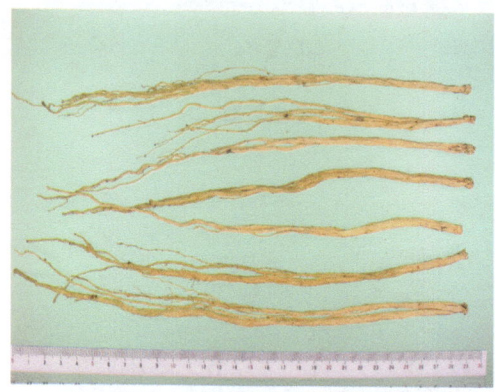

党参

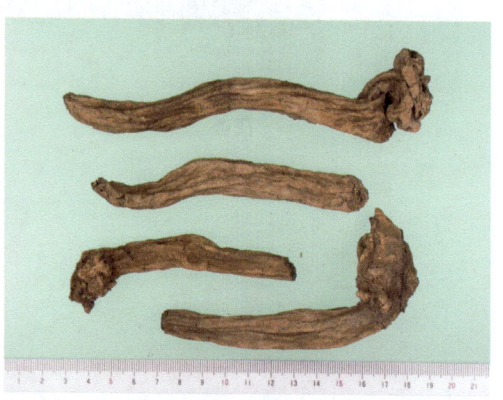

玄参(未除尽根茎)

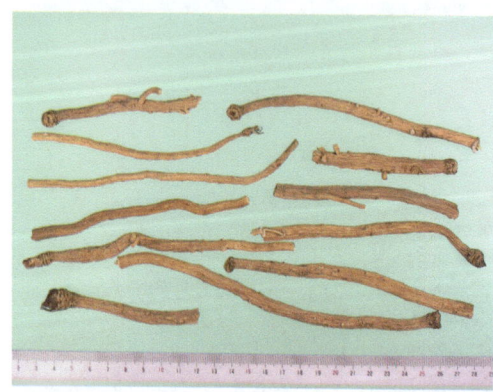

板蓝根

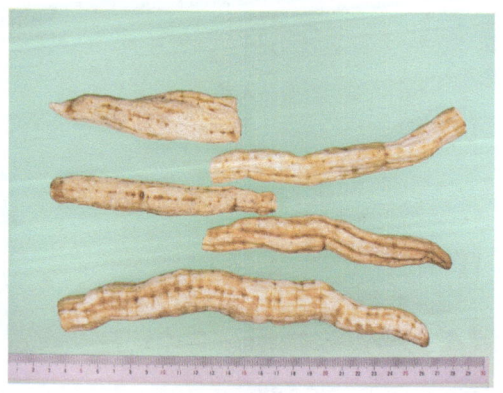

天花粉

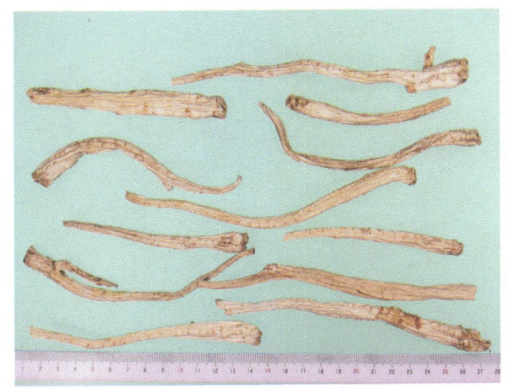

桔梗

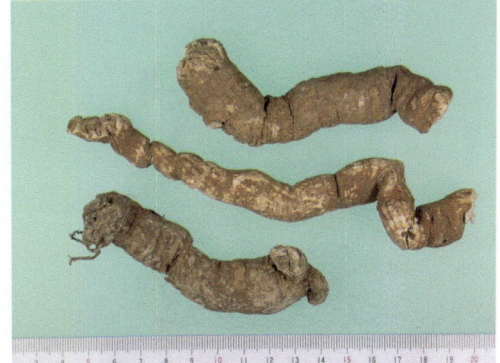

防己

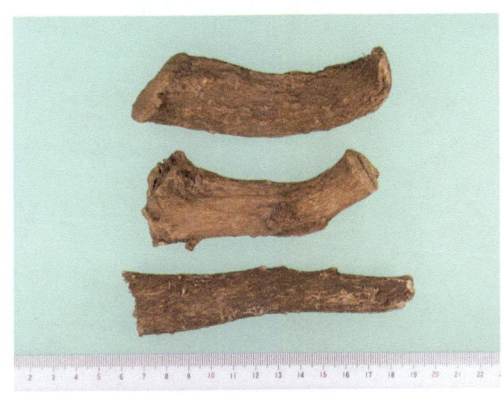

木香

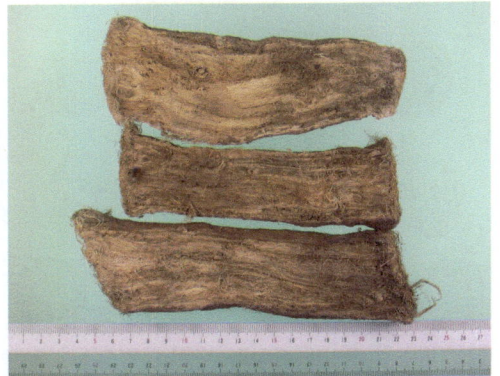

葛根

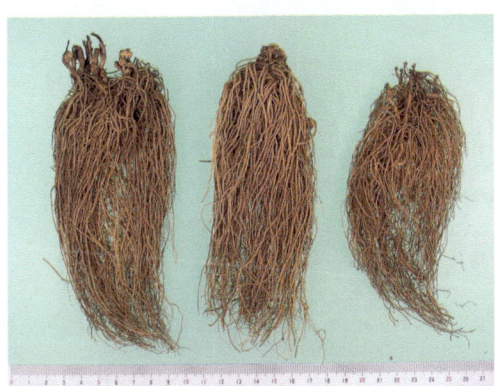

细辛

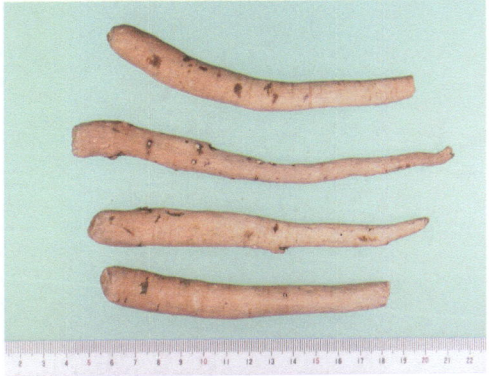

白芍

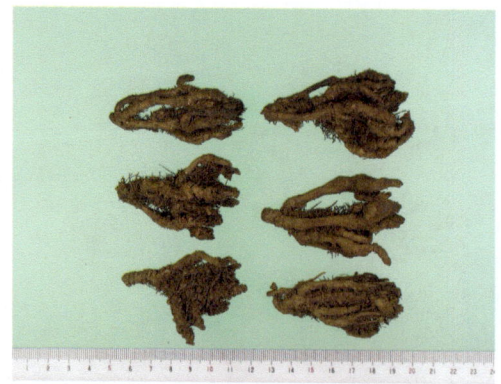

黄连

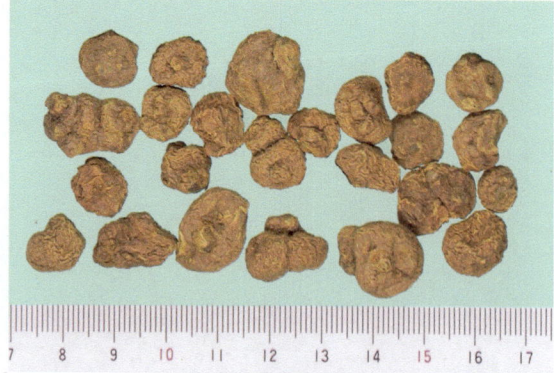

延胡索

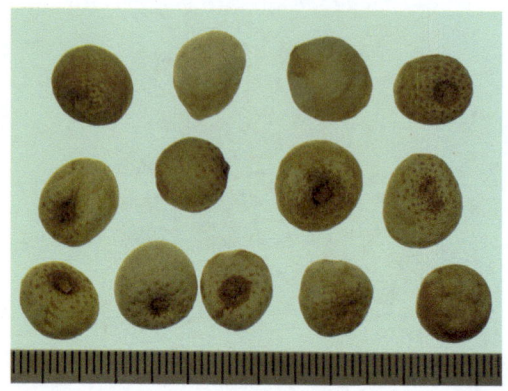

半夏

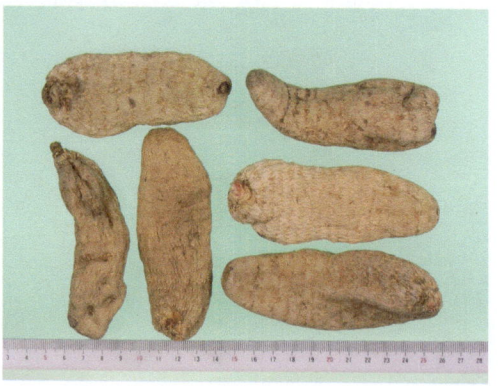

天麻

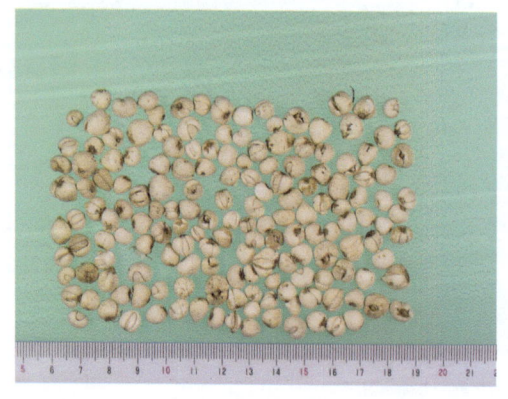

川贝母

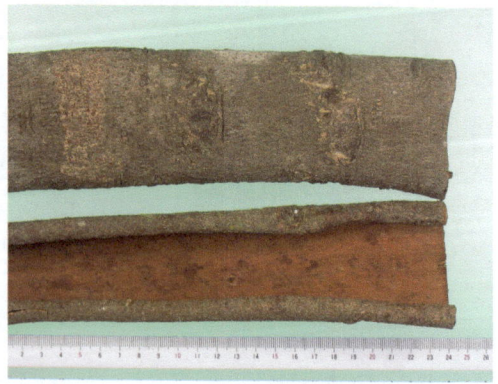

肉桂

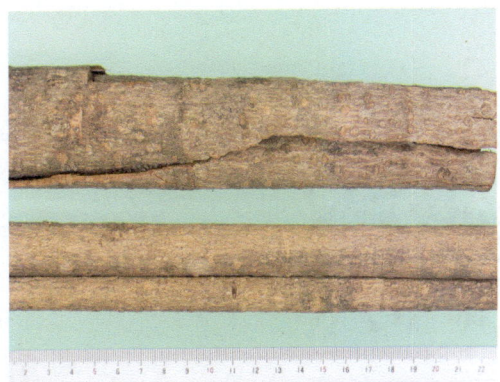

厚朴

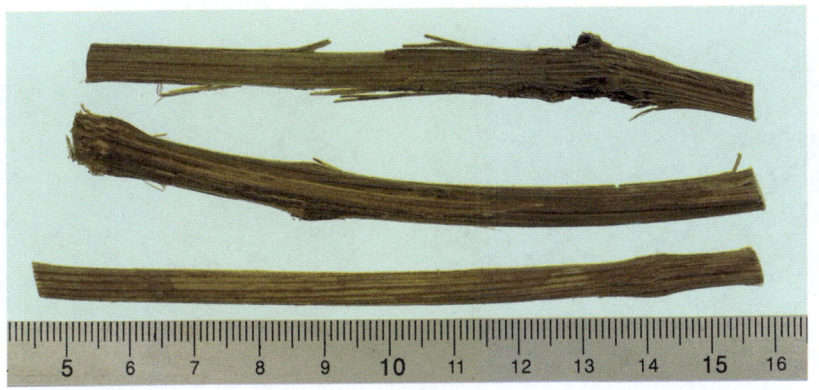

川木通

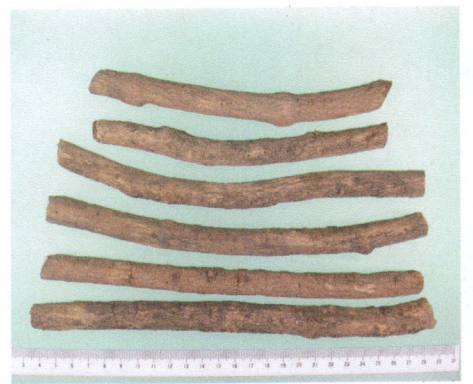

木通

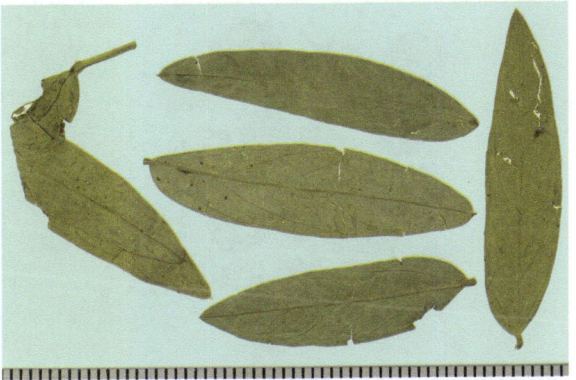

番泻叶

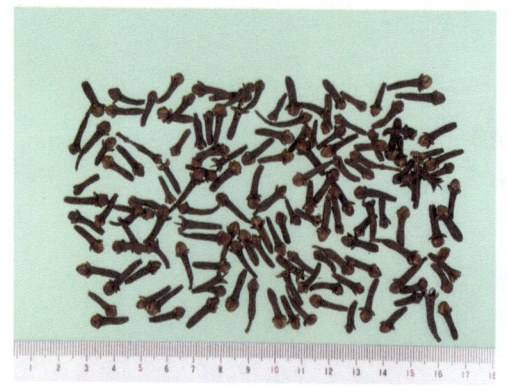

丁香　　　　　　　　　　　金银花

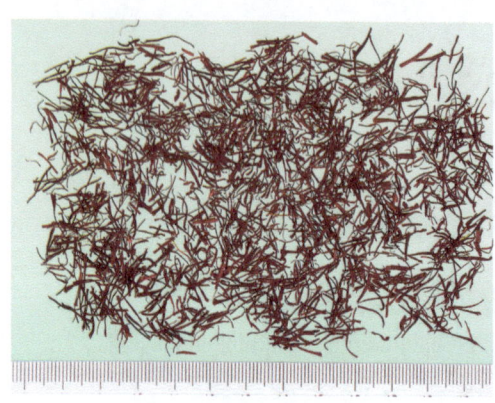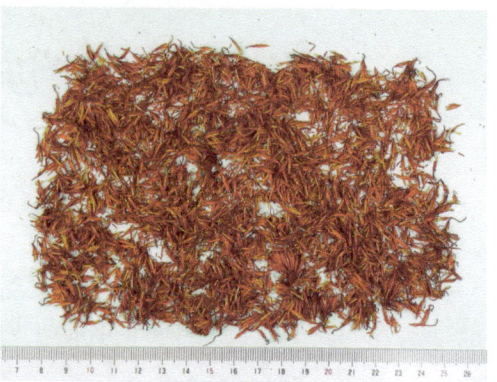

西红花　　　　　　　　　　红花

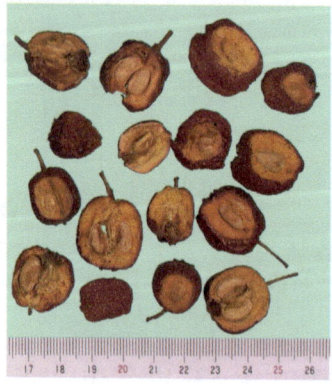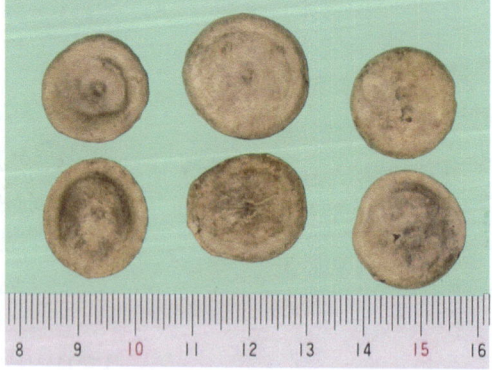

山楂　　　　　　　　　　　马钱子

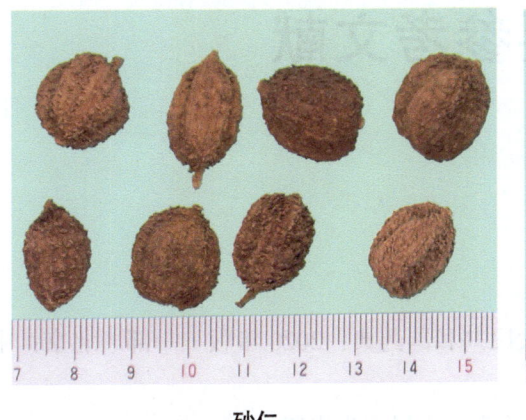
砂仁

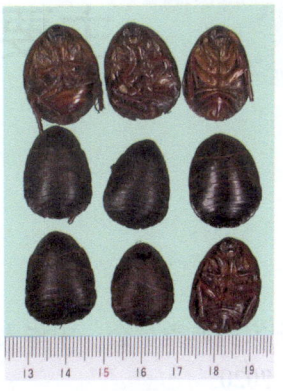
土鳖虫

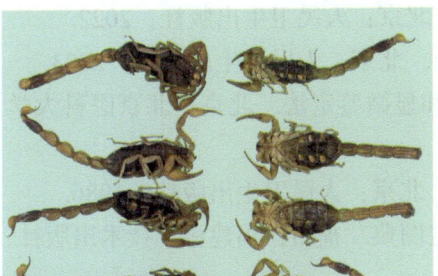
全蝎

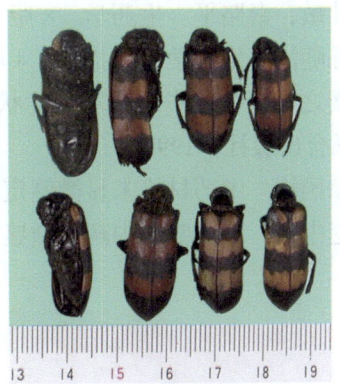
斑蝥

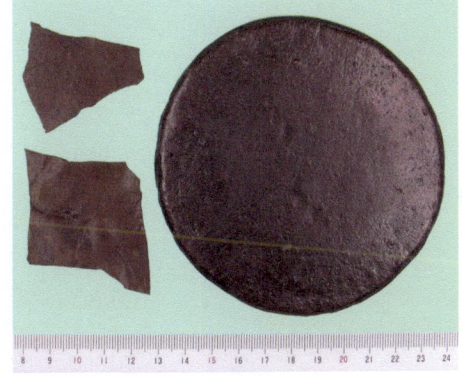
蟾酥

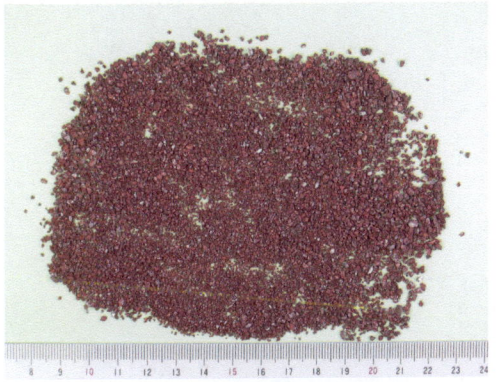
朱砂

主要参考文献

［1］国家药典委员会. 中华人民共和国药典：2020年版·一部. 北京：中国医药科技出版社，2020.

［2］郑俊华. 生药学. 3版. 北京：人民卫生出版社，1999.

［3］蔡少青，秦路平. 生药学. 7版. 北京：人民卫生出版社，2016.

［4］叶敏，秦路平. 生药学. 8版. 北京：人民卫生出版社，2022.

［5］陈随清. 生药学实验指导. 4版. 北京：人民卫生出版社，2023.

［6］楼之岑，李胜华. 中草药性状和显微鉴定法. 北京：北京医科大学、中国协和医科大学联合出版社，1997.

［7］徐国钧. 中药材粉末显微鉴定. 北京：人民卫生出版社，1986.

［8］赵中振，陈虎彪. 中药显微鉴定图典. 福州：福建科学技术出版社，2016.